「転倒予防のプロが教える

正しい杖の使い方

変形性膝関節症　リウマチ

パーキンソン病　脳卒中　フレイルなど

 日本転倒予防学会　監修

編者
武藤　芳照　東京健康リハビリテーション総合研究所所長
浅見　豊子　佐賀大学医学部附属病院 リハビリテーション科診療教授
黒柳　律雄　よみうりランド慶友病院診療部長
内田　泰彦　健康リハビリテーション内田病院院長
高杉　紳一郎　佐賀整肢学園こども発達医療センター副院長
上内　哲男　JCHO東京新宿メディカルセンターリハビリテーション室理学療法士長

株式会社 新興医学出版社

How to Use a Cane Correctly for Fall Prevention

Supervised by
The Japanese Society for Fall Prevention

©First edition, 2024 published by
SHINKOH IGAKU SHUPPAN CO., LTD., TOKYO.
Printed & bound in Japan

編集・執筆者一覧

▶ 編集

武藤　芳照	一般社団法人東京健康リハビリテーション総合研究所 代表理事・所長／東京大学 名誉教授	
浅見　豊子	佐賀大学医学部附属病院 リハビリテーション科 診療教授	
黒柳　律雄	よみうりランド慶友病院 診療部長	
内田　泰彦	健康リハビリテーション内田病院 院長	
高杉　紳一郎	佐賀整肢学園 こども発達医療センター 副院長	
上内　哲男	独立行政法人地域医療機能推進機構東京新宿メディカルセンター　リハビリテーション室 理学療法士長	

▶ 執筆者（掲載順）

中島　裕樹	独立行政法人地域医療機能推進機構東京蒲田医療センター リハビリテーション科 主任理学療法士
上内　哲男	独立行政法人地域医療機能推進機構東京新宿メディカルセンター　リハビリテーション室 理学療法士長
箕輪　俊也	独立行政法人地域医療機能推進機構相模野病院 リハビリテーション室 主任理学療法士
向野　雅彦	北海道大学病院リハビリテーション科 教授
加茂野有徳	昭和大学保健医療学部保健医療学教育学 准教授
武藤　芳照	一般社団法人東京健康リハビリテーション総合研究所 代表理事・所長／東京大学 名誉教授
黒柳　律雄	よみうりランド慶友病院 診療部長
韮澤　香菜子	独立行政法人地域医療機能推進機構相模野病院 リハビリテーション室 副理学療法士長
和田　義敬	藤田医科大学医学部リハビリテーション医学講座 講師
大高　洋平	藤田医科大学医学部リハビリテーション医学講座 主任教授
鈴木　みずえ	浜松医科大学医学部看護学科 教授
梅原　里実	高崎健康福祉大学保健医療学部看護学科 教授
小﨑　慶介	心身障害児総合医療療育センター 所長
鈴木　ほがら	株式会社BRiC
浅見　豊子	佐賀大学医学部附属病院 リハビリテーション科 診療教授
饗場　郁子	独立行政法人国立病院機構東名古屋病院 院長
丸山　聡	独立行政法人国立病院機構東名古屋病院リハビリテーション科 主任理学療法士
鮫島　直之	国家公務員共済組合連合会東京共済病院脳神経外科 部長
東内　大介	国家公務員共済組合連合会東京共済病院リハビリテーション科 理学療法士
本田　昌義	国家公務員共済組合連合会東京共済病院リハビリテーション科 理学療法士
橋本　里奈	独立行政法人国立病院機構東名古屋病院脳神経内科 第一脳神経内科医長
久保　拓也	健康リハビリテーション内田病院 リハビリテーション科 副主任
黒川　秀明	健康リハビリテーション内田病院 リハビリテーション科

田中　徹	健康リハビリテーション内田病院 リハビリテーション科 主任
小江　康晴	健康リハビリテーション内田病院 リハビリテーション科 主任
山本　昂輝	健康リハビリテーション内田病院 地域連室室長
内田　泰彦	健康リハビリテーション内田病院 院長
河合　純一	日本パラリンピック委員会 委員長

▶制作協力

木村　敬一	東京ガス株式会社
宮田　尚幸	風と地と木 合同会社 代表

一般社団法人東京健康リハビリテーション総合研究所／
芦田　由可里、山本　久子、小川　誠、棟石　理実

序　文

　「転ばぬ先の杖」という言葉があります。転倒しやすい高齢者の転倒を予防するために、真っ先に思いつくのが杖です。日本転倒予防学会では多職種で転倒の予防に取り組んでいます。しかしながら、転倒との戦いは長く険しく、終わりが見えない現状です。そんななかでも「杖」は強力な武器となります。

　わが国では2019年時点で65歳以上の人口は3,589万人に達し、総人口に占める割合（高齢化率）は28.4％となりました。総人口が減少する中で、65歳以上の人口が増加し続けることにより、高齢化率は上昇の一途をたどっています。2036年には高齢化率が33.3％に達し、3人に1人が高齢者となると予想されています。さらに2042年以降、65歳以上の人口が減少に転じても、高齢化率は上昇し続け、2065年には38.4％に達する見込みです。加齢に伴い転倒発生率が上昇するため、今後、杖が必要となる方は増え続けることが予想されます。

　一言で「杖」と言っても、その種類は多岐にわたります。年齢や病態に応じて使用すべき杖が異なりますので、「どの杖を使えばよいのか」と尋ねられることも多いでしょう。その際、医療関係者であっても、どのような杖を購入し、どのように使うべきかを的確に説明できる方は少ないのではないでしょうか？　さらに、杖をどちらの手に持つべきかという基本的な知識さえも、多くの方にとっては曖昧かもしれません。実際、医学部の学生に「杖はどちらの手に持つべきか」と質問すると、半数が正しく答えられないことがあります。テレビ番組やドラマで、脚にギプスをしている側の手に杖を持つシーンが頻繁に見られる影響かもしれません。

　本書では、杖に関する基本知識や使い方に加えて、さまざまな疾患に対する転倒予防策として、どのような症例にどのような方法でどの杖を使用すべきかを詳細に解説しています。例えば、脳卒中後の片麻痺患者に適した杖の選び方や、変形性膝関節症の患者にとって最適な杖の使い方など、実践的なアドバイスが豊富に含まれています。関節リウマチやパーキンソン病患者に適した杖の選定方法なども詳しく取り上げています。杖以外の歩行補助具についても具体的でわかりやすい説明がなされており、転倒予防のための杖をはじめとする歩行補助具の使用に関する網羅的な解説が特徴です。さらに、多数の実際の使用例を具体的に提示している点も、本書の大きな魅力です。コラムには杖に関する歴史的な話題が綴られており、職場での話のネタとしても非常に役立ちます。

　本書は、看護師や医師をはじめとする医療・介護の現場で転倒予防に取り組んでおられるスタッフだけでなく、医療機器開発メーカーや製薬メーカーの方々にも有用な知識を提供しています。また、高齢者をケアする家族にとっても、実践的なガイドとして大いに役立つことでしょう。転倒予防の重要性がますます高まる中で、本書が皆様の実務に役立つ一助となることを願ってやみません。

　最後に、本書を執筆いただいた転倒予防プロフェッショナルの皆様のご努力とご尽力に深く感謝申し上げます。

2024年6月

日本転倒予防学会代表理事
労働者健康安全機構山陰労災病院院長
萩野　浩

CONTENTS

編集・執筆者一覧 ……………………………………………………………………………… 3
序　文 …………………………………………………………………………………………… 5

第1章　杖の基本知識
1. 杖の分類と機能・効果 …………………………………………………………………… 8
2. 杖の形と構造 ……………………………………………………………………………… 14
3. 歩行のバイオメカニクスの基礎 ………………………………………………………… 16
4. 杖歩行の生体力学・動作分析等 ………………………………………………………… 18

第2章　医療現場での杖歩行の患者指導・教育
1. どうすれば杖を使ってもらえるか？―杖使用に抵抗のある方への勧め方― ……… 24
2. 杖のサイズの合わせ方 …………………………………………………………………… 26
3. 杖の使い方 ………………………………………………………………………………… 30
4. 白杖の特性と使い方および新技術の応用 ……………………………………………… 38
   Interview　木村 敬一　白杖は、手の延長　持っていないとバランスが悪い ……… 40
5. 歩行器の構造と使い方 …………………………………………………………………… 45
6. シルバーカーの構造と使い方 …………………………………………………………… 48
7. 杖の指導・教育　①リハビリテーション医学の立場から …………………………… 51
8. 杖の指導・教育　②看護の立場からⅠ ………………………………………………… 53
9. 杖の指導・教育　③看護の立場からⅡ ………………………………………………… 55

第3章　運動器疾患、フレイル・サルコペニア、肢体不自由児における杖の選択と使い方
1. 脊椎・下肢の骨折 ………………………………………………………………………… 58
2. 変形性股関節症・変形性膝関節症 ……………………………………………………… 63
3. 変形性脊椎症・腰部脊柱管狭窄症 ……………………………………………………… 68
4. 関節リウマチ ……………………………………………………………………………… 73
5. 下肢の切断 ………………………………………………………………………………… 78
6. 脊髄損傷（対麻痺） ……………………………………………………………………… 83
7. その他の運動器疾患―痛風性関節炎と足底筋膜炎― ………………………………… 87
8. フレイル・サルコペニア ………………………………………………………………… 91
9. 肢体不自由児 ……………………………………………………………………………… 96

第4章　脳・神経疾患における杖の選択と使い方

　1. 脳卒中後遺症 ……………………………………………………… 100
　2. パーキンソン病（およびパーキンソン症候群）………………… 103
　3. 運動失調 …………………………………………………………… 108
　4. 特発性正常圧水頭症 ……………………………………………… 111
　5. 末梢神経障害 ……………………………………………………… 114
　6. 頭部外傷 …………………………………………………………… 118
　column 「私と1本の杖との出会い」―ロフストランドクラッチのアトリエを訪ねて― …… 121

Special Topics　スポーツと舞台芸術における杖

　1. スポーツにおける杖 ……………………………………………… 124
　2. パラリンピックと杖 ……………………………………………… 126
　3. 舞台芸術における杖 ……………………………………………… 127

巻　末　転倒予防川柳と杖 ……………………………………………… 130

索　引 ……………………………………………………………………… 131

---

column 杖百景 …… 患者・使用者との会話のきっかけになる杖雑学

1. アスクレピオスの杖と医学 …………… 23	10. スフィンクスの謎々と杖 …………… 67
2. 鬼平と杖 ………………………………… 25	11. ヤマトタケルと杖突坂と芭蕉 ……… 72
3. ウイスキーと杖 ………………………… 29	12. 正倉院の杖 …………………………… 77
4. モーゼの杖 ……………………………… 37	13. 弁慶と金剛杖 ………………………… 82
5. チャップリンの杖 ……………………… 52	14. ツタンカーメンの杖 ………………… 90
6. シャーロック・ホームズの杖 ………… 54	15. 大津事件と杖 ………………………… 99
7. ベートーベンの杖 ……………………… 56	16. 同行二人と延寿杖 …………………… 99
8. 刑罰と杖 ………………………………… 56	17. 駕籠かきの息杖 ……………………… 110
9. 杖の遊び ………………………………… 57	18. チャーチルの杖 ……………………… 117

1. 杖の分類と機能・効果

中島 裕樹[1]，上内 哲男[2]
(1) JCHO東京蒲田医療センター リハビリテーション科, 2) JCHO東京新宿メディカルセンター リハビリテーション室)

> **POINT**
> 杖にはさまざまな形状・機能がありそれぞれ得られる効果が違う。使用者の能力や用途に合わせるため、各杖の特徴を理解する必要がある。また安全基準を満たしているか確認することも必要がある。

1 杖の分類

　杖には大きく分けて杖の長さを自由に調整可能な伸縮杖と、使わない時は折り畳んで持ち運びができる折り畳み杖、伸縮や折り畳みのない杖の3種類がある。また杖の形状や機能に着目すると、以下のように5つに分類することができる。

①単脚杖

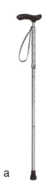
a
T字杖

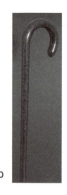
b
C字杖

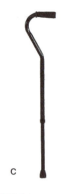
c
L字杖（オフセット杖）

シャフト（支柱）にT字型のグリップが付いている最もスタンダードな形の杖である。色やデザインの種類が豊富。杖がなくても自力で歩くことができる人をサポートするものであり、自立歩行ができない人、手に痛みがある人には不向きとなっている。

グリップ（握り、握り手）の部分がCの形状をした杖で、持ち手が丸いため腕にかけその他の動作ができる。この形状の杖は体重をかけるとたわんでしまうことがあるため、体重をかけて使用する方には向かず、歩行リズムを取るのに適している。

握ったときシャフトが指に邪魔にならないのが特徴の杖である。シャフトを指ではさまないでグリップを握るほうが、T字型より安定して歩くことができる人もおり、そのような方にはL字型杖が適応となる。T字型にくらべて、やや重くなる傾向がある。

画像提供＝a・d・f：株式会社シナノ、b：土屋産業株式会社、c：Patterson Medical Holdings, Inc.、e・h：ケイ・ホスピア株式会社、g：株式会社幸和製作所、i：プロト・ワン有限会社

②多点杖（多脚杖）

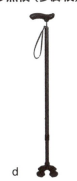

d
多点杖

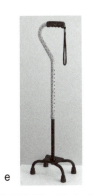

e
多点杖（ラージベース・スモールベース）

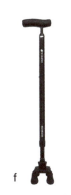

f
可動式多点杖

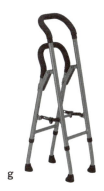

g
サイドケイン

グリップは1つだが、杖の先端が複数に分かれている。4点が多い。多点で支えるため着地面積が広く安定性が高くなっている。そのため体重をかけても安定しているので脚の筋力が低下している方や立位の悪い方などの歩行に適している。段差のない屋内では安定しやすいが、屋外などでは転倒の恐れがあるため使用する場所には配慮が必要となる。

先端の広さが広いラージベースと狭いスモールベースがあり、広いほど安定性は増加する。ラージベースではシャフトが接地面の中心にはなく、4点杖では上から見るとアルファベットの「K」のような形をしており右手と左手使用時にはそれぞれ開いているほうを外側に向けるように接地面の向きを変える必要がある。

杖本体と杖先端の間に可動部分がありシャフトを前後左右に動かすことができるようになっている。前後左右に傾くことで坂道などの傾斜でもすべての点が接地できるようになっている。しかし接地面積の広い固定式の多点杖と比較すると安定性に劣るため、比較的歩行が安定している方でないと使用は困難となりやすい。

支持基底面が広く他の多脚杖より安定性がある。常に手すりを持ち歩いているような感覚で使用が可能。身体の横に突きながら使用し、立ち上がりの補助にも利用できる。折りたたみも可能。幅や重量があるため長距離の歩行には適さない。安定して使用するにはすべての脚の接地が必要であり屋外など不整地での使用も適さない。

③松葉杖

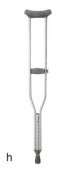

h
松葉杖

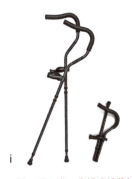

i
折り畳み式・分解式松葉杖

脇に挟む腋窩受け（腋窩まくら）とグリップがついており、安定性が高い。特に2本1組で使用する場合、上半身だけで体重の大半を支えられるため、下半身にかかる負担を大幅に抑えることが可能。アルミ製の軽量タイプや手に馴染みやすい木製のタイプなどがある。使用にはある程度の横幅が必要となるので、狭い廊下やスペースのない場所での使用は不向きである。

使用しない時には小さくして収納することができる松葉杖。シャフトの途中で折り畳めるタイプと分解できるタイプに分かれる。軽量でコンパクトな物が多い。その反面、通常の松葉杖よりはシャフトが1本の物が多いことや、途中で折り畳めたり分離できるようにできているため、使用時の安定性はやや低くなっていることが多い。

④ロフストランドクラッチ・その他

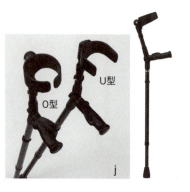
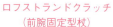
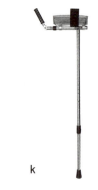
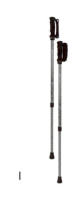

ロフストランドクラッチ
（前腕固定型杖）

プラットホームクラッチ
（前腕支持型杖）

ウォーキング用ポール

杖の上部がグリップの上まで伸び前腕を通すカフが付いている。グリップと前腕の2点で支えられるため体重がかけやすく、握力の弱い方でも使用可能。カフの形状はU字型のオープンカフとO字型のクローズカフの2種類。U字型は前腕をはめやすいが、安定性に欠ける。O字型は前腕をしっかり固定できるが、転倒時などに外れにくいデメリットがある。

別名リウマチ杖。杖の上端に前腕部を置くスペースがあり、その先にグリップが付いている。肘掛けに腕を乗せる要領で体重を支えるので、手首に負担がほとんどかからない。リウマチ等の関節炎、手指・手関節に強い負荷をかけられない場合や、肘関節に伸展制限のある場合に使う。

2本1組で使用する。ポールウォーキングとノルディックウォーキングで、ポールのグリップや先ゴムの形が異なる。ポールウォーキングではポールを前に突いて歩き、姿勢が伸びやすく腰や膝への負担軽減目的に使用する。ノルディックウォーキングでは後方に突くようにポールを使用する。そのため通常の歩行よりも腕や上半身の筋肉を使うエクササイズ効果がある。

⑤白杖

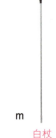

白杖は、①情報提供、②安全確保、③障害があることを周囲に知らせる（シンボル）機能を有している。白杖は身体障害者福祉法により補装具として支給され、携行は道路交通法で規定されている。丈夫で伝達性に優れる直杖型と、収納に適した折り畳み型、伸縮可能なスライド型がある。

白杖

画像提供＝j・m：ケイ・ホスピア株式会社、k：日進医療器株式会社、l：株式会社シナノ

❷ 杖の安全基準

　杖には安全基準として国際規格のISO規格、国家規格であるJIS、一般財団法人製品安全協会によるSG基準がある（図1-1）。この中でSG基準のみ1本つえの基準があり、ISOとJISは多脚つえの規格となっている（なお、上記規格・基準ではつえと平仮名表記となっている

ため、本節ではそのように記載する）。

　ISOとJISは歩行を補助する3本以上の分離脚と握部とで構成された多脚つえについて規定している。規定内容は、①用語および定義、②リスクマネジメントによる設計、③外観、材料および構造、④安定性、静的強度、耐久性の性能、⑤試験方法、⑥表示方法、⑦取扱説明書についてとなっている。ただし3本以上の分離脚を持つつえであってもわき（腋）下もしくは前腕で支持するつえ、または可動部を持つつえには適用しない。

　SG基準では杖を「棒状つえ」と登録しており、杖の種類は1本つえ、調節式つえ、折り畳み式つえ、多点つえとされている。棒状つえのSG基準は1986年6月28日に制定され、直近では2019年5月1日にそれまで1本つえのみだった基準に多点つえが追加改正された。SG基準の安全性品質として、①外観、構造および寸法、②強度、③摩擦抵抗、④材料、⑤付属品について基準を定めている。また、事故防止のためには正しい方法で使用することが必要なことから、表示および取扱説明書についてこれらのことを規定している。SG基準に基づく製品の検査を実施し合格した製品にはSGマークを表示している。

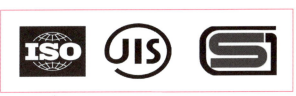

図1-1　ISO規格・JIS規格・SG基準

３　杖の価格と医療保険・介護保険

　杖の価格は使用されている材質によって大きく変化する。例えば杖本体の材質はアルミでも、持ち手が木材だと3,000円前後〜に対して、大理石では5,000円前後〜となっている。また銀や天然の木（樫、黒檀など）を使用した杖は物によっては数十万円する物もある。

　杖は「歩行補助杖」として福祉用具の給付制度の対象となっている。しかし制度利用のためには症状・障害の固定が前提となり、治療段階にある場合は対象外となる。

　介護保険では原則、介護保険レンタル代金に保険が適用される。適用対象は多点杖、松葉杖、ロフストランドクラッチ、カナディアンクラッチ、プラットホームクラッチに限られる。そのため1本杖は介護保険の対象外となっている。

４　杖の機能と効果

①立位・移動の補助

　物体（身体）が床面などの支持物に接地している面で囲まれた範囲を支持基底面という。杖を使用することで、両足で形成される支持基底面が杖接地位置まで拡大する。姿勢の安定はこの支持基底面の上に身体重心が位置することで得られる。身体重心が支持基底面上から外れると姿勢は不安定となる。そこで、杖を使用することで支持基底面が拡大し、身体重心の

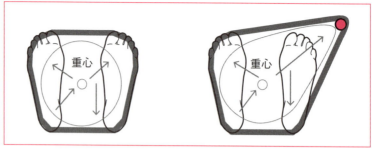

図1-2　杖使用による支持基底面の拡大

移動できる範囲が増大することによって立位や移動が安定しやすくなることへつながる（図1-2）。

②**転倒予防**

急に声をかけられたり、とっさに何かを避けたりするとバランスを崩しやすくなる。杖で地面を押すと、地面を押した力の分だけ地面から押し返す力（反力）が働く。この反力が体の内側向きに働くことで身体重心が支持基底面の中心に移動する補助となりバランスを保ちやすくなる（図1-3）。

③**痛みの軽減**

使用者の体重の一部を杖にかけることによって、痛みのある脚にかかる負担を減少させることができる。脚にかかる負担を減少させることで骨・関節、筋肉や靭帯などの痛みを軽減することができる。

④**他者への注意喚起・サイン**

杖には身体に障害があることを周囲へ知らせる機能がある。その代表例として白杖があり、周囲に対して視覚障害があることを知らせる役割がある。また白杖を頭上50cm程度に掲げているのは白杖SOSシグナルで周囲へ助けを求めているサインとなっている（図1-4）。

⑤**その他**

上記のように立位・移動が安定し、バランスを取る補助となり、脚への負担軽減の効果があることにより歩行の効率が良くなる。そのため疲労の抑制効果が期待できる。

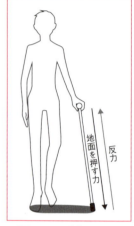

図1-3　反力によるバランス保持

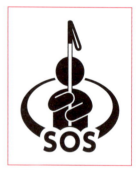

図1-4　白杖SOSシグナル

❺ 未来型の杖

近年ではデザイン性に富んだもの、さまざまな機能を搭載したものなど多種多様な杖が販売されている。大きく以下の2種類に分かれている。

①グリップやシャフト、先ゴムの形や素材、溝を特殊なものにすることで、持ちやすくしたり使用時の安定性や前方への進みやすさを向上させているもの。
　・グリップの形を特殊にすることで、持ちやすく長時間安定して持つことができる。
　・杖の形を特殊なものにすることで、前方へ進みやすくしている。
　・先ゴムの形や溝が特徴的なものになり、安定性が増したり滑りにくくなっている。

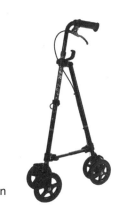

n

②杖に今までなかった機能を搭載しているもの（スマート杖）。
　・シャフト部分に蓄光機能を備えることで、暗いところでも明るく照らせる。
　・ブザー音が鳴ることで、緊急時に周囲へ知らせることができる。
　・杖にGPS機能をつけることで、利用者の現在位置を杖から知らせることができる。
　・各種センサー類をつけることで、歩行の様子を把握できるようにしている。
　・持ち手やシャフトに座れるような構造をつけることで、どこでも座って休むことができる。
　・ラジオ機能を搭載している。
　・超音波により、周囲に障害物があると知らせてくれる。

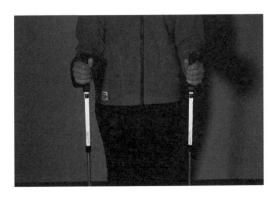

o

　上記以外にもさまざまな機能を有したり、特殊な構造を取り入れることで使用者への配慮がされているものが続々と販売されている。杖の今後のデザインや機能の進歩には注目していきたい。

画像提供＝n：フジホーム株式会社、o：株式会社シナノ

2. 杖の形と構造

箕輪 俊也[1]，**上内 哲男**[2]
(1) JCHO相模野病院 リハビリテーション室，2) JCHO東京新宿メディカルセンター リハビリテーション室

> **POINT** 杖の各部にはそれぞれ名称と特徴があり、その役割を理解することで適切な杖の選択や使用につながる。
> 本項では、各名称や特徴、構造の違いなどについて説明していく。

杖の各部の名称と特徴

1. T字杖など

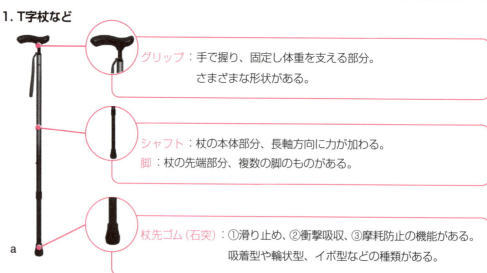

- グリップ：手で握り、固定し体重を支える部分。さまざまな形状がある。
- シャフト：杖の本体部分、長軸方向に力が加わる。
- 脚：杖の先端部分、複数の脚のものがある。
- 杖先ゴム（石突）：①滑り止め、②衝撃吸収、③摩耗防止の機能がある。吸着型や輪状型、イボ型などの種類がある。

a

2. 松葉杖

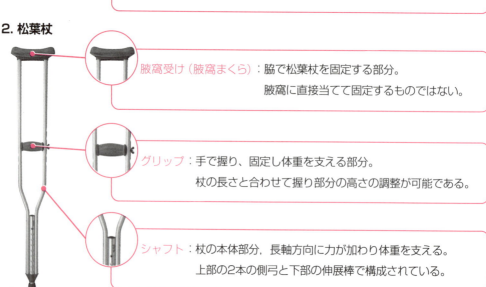

- 腋窩受け（腋窩まくら）：脇で松葉杖を固定する部分。腋窩に直接当てて固定するものではない。
- グリップ：手で握り、固定し体重を支える部分。杖の長さと合わせて握り部分の高さの調整が可能である。
- シャフト：杖の本体部分、長軸方向に力が加わり体重を支える。上部の2本の側弓と下部の伸展棒で構成されている。

b

第1章 杖の基本知識

② 構造

1. 材質について

c 木製
古くから杖の材料として用いられてきた。軽量であるが、脆く、折れやすい欠点がある。

d アルミ
木材より新しい材質。軽く張力に富んでおり杖の材料に適している。たわみやすさが欠点。

e カーボン
もっとも新しい材質。軽さ、強度、耐久性に優れ加工もしやすい。他の材質に比べ高価。

2. 形状について

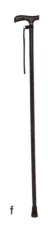
f ストレート杖
耐久性が高く、軽量である。長さ調整が困難である。

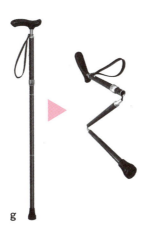
g 折り畳み式杖
シャフトを折り畳み携帯できる。耐久性が低い。

h 長さ調整式杖
シャフトの長さが調節できる。折り畳み式ほど小さくはできない。

調整部
プッシュボタン式やネジ式等で調整できるようになっている。

画像提供＝a・e・g：株式会社シナノ、b：ケイ・ホスピア株式会社、c：土屋産業株式会社、d：フジホーム株式会社、f・h：株式会社幸和製作所

3. 歩行のバイオメカニクスの基礎

向野 雅彦
(北海道大学病院リハビリテーション科)

> **POINT**　歩行の成り立ちについては、さまざまな手法で分析がなされてきた。時間距離因子の分析、運動力学的分析、関節角度等の運動学的分析などによって、歩行の基礎的な仕組みが明らかにされている。

1　歩行の時間距離因子

　歩行の仕組みは、さまざまな分析手法を用いてその基礎的な成り立ちが明らかにされてきた。

　歩行分析の基本となるのは時間距離因子である。歩行における一連の動きは、時間的には足部と床面の関係性でフェーズに分けられており、大きくは足が地面に接地している間を立脚期、地面から足が離れているフェーズを遊脚期とよぶ。さらに、立脚期は両脚支持期と単脚支持期にさらに分けられる。ここで、単脚支持期は反対側の下肢の遊脚期と時間的に一致する。一歩行周期を100%とした場合、両脚支持期は20%、単脚支持期と遊脚期はそれぞれ40%の割合であることが正常とされている。正常な一歩行周期の所要時間はおよそ1秒である。1分間の歩数を歩行率（ケイデンス）と呼び、一歩行周期に2歩が含まれるため健常者では約120歩/分となる。距離因子としては、歩幅とストライドがある。歩幅は一歩分の踵から踵までの距離を指し、ストライドは同一側の踵が再び地面に接するまでの距離である。健常人では歩幅が0.5〜0.7m程度である（図1-5）。歩幅と歩行率の積が歩行速度となる。

　筋力の低下や疼痛による歩行障害では、患側の遊脚期および両脚支持期の延長が見られ、結果として歩行周期も延びる傾向がある。特に患側の単脚支持期は相対的に短縮する。距離因子では歩幅とストライドの短縮が生じ、時間因子の変化による歩行率の減少と併せて歩行速度の低下をきたす。

2　歩行における力学

　歩行時の身体重心は、身体各部位の動きに応じて、三次元的に移動する。骨盤を基準に考えると、身体重心は骨盤の内に位置し、歩行周期に沿って8の字状に周期的に動く。上下動の振幅は約3cmである。

　このような重心の運動は、足部と床面に作用する力によって制御される。垂直方向には、重心が最も低い位置にある時、合成地面反力は最大となり、単脚支持期の中間地点で地面反力は最小、重心の高さは最大になる。左右方向の地面反力は、上下方向のそれに比べて小さい。立脚期に応じて、右足の立脚期では左向きの力が、左足の立脚期では右向きの力が作用

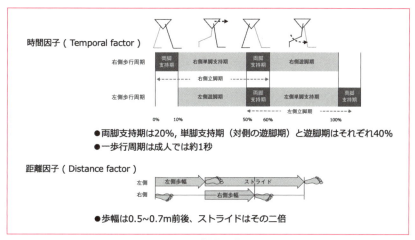

図1-5 時間距離因子

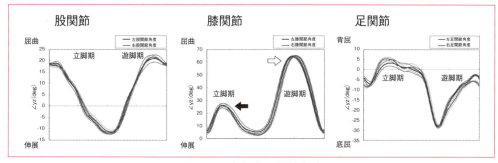

図1-6 歩行中の関節角度

する。前後方向には踵接地時に後方、立脚後半に前方の力が発生し、ブレーキとアクセルを交互に行うように加減速する。

③ 歩行における関節運動

歩行周期中、股関節は一度の伸展と屈曲を行い、膝関節では屈曲と伸展が各々2回発生する。特に遊脚期における膝の大きな屈曲は下肢を短縮させる役割がある（図1-6の⇨）。立脚期の屈曲はdouble knee actionと称され、これは衝撃吸収や重心の上下動の抑制に寄与するとされている（図1-6の⬅）。

足関節の動きは背屈と底屈が各々2回観察される。立脚期に踵が接地してから足底全体が接地するまでの間の底屈、下腿の前傾過程での背屈、離地時の底屈、そして遊脚期後半の背屈といったパターンが見られる（図1-6）。

運動障害の例としては、大腿四頭筋の筋力低下による立脚期のdouble knee actionの消失（膝の過伸展）、ハムストリングスの筋力低下による遊脚期の膝の屈曲不全、前脛骨筋の筋力低下に伴う遊脚期の背屈運動の消失（「下垂足」と呼ばれる）などがある。

4. 杖歩行の生体力学・動作分析等

加茂野 有徳
(昭和大学保健医療学部保健医療学教育学)

POINT 杖が身体に与える影響について、特に杖を使用した歩行運動において、杖を使用する身体に及ぼす力学的作用とその分析・解析方法を解説し、最後に運動生理学の知見をまとめた。

1 杖歩行の生体力学

①生体力学的安定性

物体（身体）が床面などの支持物に接地している面で囲まれた範囲を支持基底面（base of support：BOS）というが（図1-7 A）、杖を接地することで、両足部で規定されるBOSが杖接地位置まで拡大する（図1-7 B）。姿勢の安定は、身体重心（center of gravity：COG）がBOS上に位置することで得られる。したがって、杖の使用による立位や歩行時の姿勢保持の生体力学的安定性増大は、BOSの拡大によるCOGが移動しうる範囲の増大により説明することができる。

また、杖を把持する手に作用する反力が身体の内向きに作用することで、杖の使用は、さらなる生体力学的安定性をもたらす（図1-8）。杖から手に作用する反力（F_C）は、鉛直方向成分（F_{CV}）と水平方向成分（F_{CH}）に分解できる。このF_{CH}が通常は身体の内向きに作用し、COGが支持基底面の中心へ移動するのを助ける。

②下肢荷重の補助

使用者の体重の一部を杖にかけることによって、障害側下肢への荷重量が減少する（図1-8）。鉛直方向で考えると、杖への荷重（F_{CV}）が接地している下肢に作用する床反力（F_{FV}）を減少させる（静的な状態を仮定すると、$F_{FV} = -F_W - F_{CV}$となる）。

このことは、下肢の筋力低下、外傷、関節痛を呈する運動器疾患患者の杖の使用において、特に重要な効果である。変形性股関節症患者が歩行中の障害側立脚期に体重の20％を杖へ荷重することにより、障害側股関節にかかる反力が60％以下に減少するという報告がなされている[1]。

③歩行中の駆動と制動

歩行中の杖使用により、鉛直方向成分の床反力に加え、水平方向成分の床反力が生成する（図1-9）。杖が鉛直にあり（図1-9 A）、杖の軸方向に鉛直に荷重しているときは、杖の床反力の水平方向成分は生じない。また、杖が鉛直にあっても杖を把持する手が杖を回転するモーメント（M）を生成し（図1-9 B）、杖が前方または後方に傾くと（図1-9 C）床反力の前後方向成分（$-F_{CH}$）を生じる。この前後方向成分の床反力が、歩行中の駆動力（前向きの床反力）と制動力（後ろ向きの床反力）として身体に作用し、歩行運動を助ける。例えば、脳

第1章 杖の基本知識

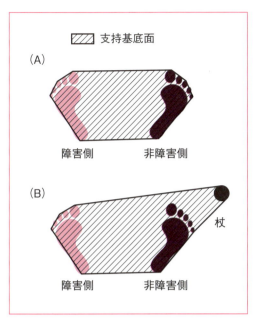

図1-7 杖使用による支持基底面の変化

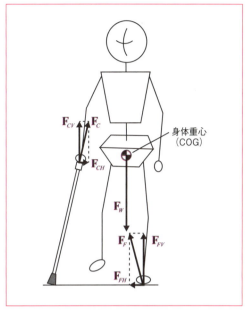

図1-8 杖による下肢荷重補助と内向きに作用する床反力の生成

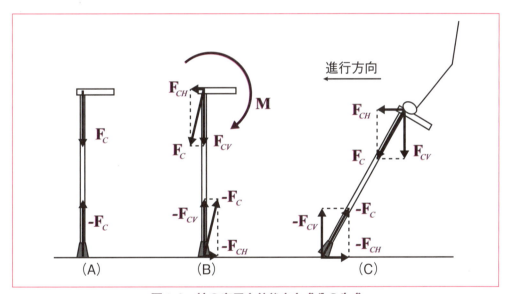

図1-9 杖の床反力前後方向成分の生成

卒中片麻痺者では麻痺側下肢による制動を杖で補助しているのに対し、股関節痛の患者では障害側による前方への推進を杖で補助している[2]。

　杖による床反力水平方向成分の生成は、杖の鉛直からの傾斜角度に依存しているが、杖を把持する手によるモーメントによるものも考えられ（図1-9 B）、杖の傾斜角度や杖グリップ（握り手）まわりのモーメント生成を含めた「杖のつき方」に関する詳細な研究が今後必要である。

2 杖歩行の動作分析

①杖歩行の効果

　歩行能力が低下している者に見られることが多い3動作の杖歩行（杖の前方接地→障害側の前方接地→非障害側の前方接地、の3動作）では、杖、障害側、非障害側を含めた3点の接地期（tripod support phase）が歩行周期の大半を占める。杖の使用により、この3点の接地期時間とともに1周期時間が減少する一方で、ケイデンス（1分間あたりの歩数）が増大する。距離的な因子では、ストライド長が増大し、特に障害側の歩幅が増大する。また、duty比（歩行周期に占める立脚期の割合）で評価した歩行の左右対称性が改善する。関節運動パターンについても、特に障害側の関節角度が正常パターンに近づくことが報告されている。

　脳卒中片麻痺者の杖歩行練習で、4ヵ月間の杖歩行練習により、杖への荷重量が減少し、歩行中の麻痺側中殿筋と内側広筋の活動量、麻痺側単脚支持期時間と歩行速度が増大することが報告されている[3]。変形性股関節症患者の杖歩行では、片麻痺者と同様にケイデンスが減少する一方で、ストライド長が増大する。また、変形性膝関節症患者では、杖使用により立脚初期と立脚後期の膝内転モーメントが減少し、歩行中の疼痛と膝内反が改善することが報告されている。

②杖歩行の解析

　杖歩行の効果に関する研究において、フォースプレート（床反力計）上での歩行や、力覚センサを取り付けた杖を用いた歩行の解析が行われているが、杖歩行において、障害側のみならず非障害側でどのように関節モーメントを発揮して歩行を行っているかは、ほとんど明らかになっていない。その原因として、杖と非障害側足部を同一のフォースプレート上に接地することになるため、杖を使用する非障害側における力学解析（生体内力や関節モーメント算出のための逆動力学解析など）が困難であることが挙げられる。そのため、杖歩行の力学解析は、フォースプレート外に杖を接地するもの、杖への荷重を最低限に制約して行うもの、障害側についてのみ行うものに留まっており、自然な杖歩行を、非障害側を含めて力学的に解析・評価する試みは、現在まで行われてこなかった。そうした中で、3軸力覚センサを取り付けた計測杖を用いて同一のフォースプレートから杖と足部の床反力と足圧中心位置（center of pressure : COP）とを分離する方法が提案されている[4]。

　具体的には、杖歩行の力学的解析のためには、杖を使用する非障害側の足部と、杖に作用する床反力とCOPとを独立に計測する必要がある。しかしながら、足部と杖がフォースプレート上に同時に接地した場合には、フォースプレートは足部と杖に作用する力を分離することができず、その合力が計測される。杖歩行解析におけるこうした問題を解決するためには、杖の床反力とCOPを分離して計測するために、力覚センサを取り付けた計測杖が必要である。

　そこで、筆者らは前述のWinterらの提案した方法[4]を参考に、力覚センサと取り付けた計測杖、フォースプレート、3次元モーションキャプチャーを使用した杖歩行の力学的解析システムを開発した（図1-10）[5]。3次元モーションキャプチャーは、杖使用者の身体位置と

第1章 杖の基本知識

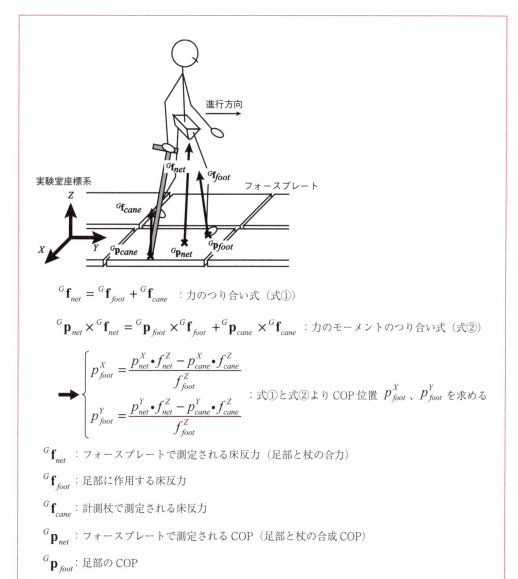

図1-10 フォースプレートによる合力計測値からの足部床反力とCOPの分離の原理

杖の位置の測定に用いるものである。まず力のつり合いを考えると、フォースプレートで測定される床反力（足部と杖の合力）$^G\mathbf{f}_{net}$は、計測杖で測定される床反力$^G\mathbf{f}_{cane}$と、足部に作用する床反力$^G\mathbf{f}_{foot}$との和に等しい。

次に力のモーメントのつり合いを考えると、フォースプレートの原点まわりのモーメントは、フォースプレートで測定される床反力ベクトル（足部と杖の合力ベクトル）によるモーメントと、計測杖に作用する床反力によるモーメントと足部に作用する床反力によるモーメントの和とでつり合う。

　この力のつり合いと、力のモーメントのつり合いから、計測杖に取り付けた力覚センサにより杖に作用する床反力 $^G\mathbf{f}_{cane}$ と、モーションキャプチャーにより杖COP位置（杖の先端位置）$^G\mathbf{p}_{cane}$ を測定することができれば、足部に作用する床反力 $^G\mathbf{f}_{foot}$ と、足部のCOP位置 $^G\mathbf{p}_{foot}$ を求めることができる。

❸ 杖歩行の運動生理学

　ここでは、杖歩行を、身体運動を主題とする運動生理学から考えてみたい。これまで述べてきたように、杖は主に、高齢者や障害者の立位姿勢および歩行運動における、バランス保持をサポートする。こうした高齢者や障害者の日常生活において、杖の使用は、身体運動の質と量を高めることにより、活動範囲と量の拡大、体力の向上、精神的高揚を図ることが期待できる。

　杖を適切に使用することで、下肢の荷重やそれに伴う疼痛の軽減から、杖歩行では歩行速度や酸素摂取量の改善がもたらされる。さらに、高齢者や障害者に多く見られる円背（脊柱後弯）をはじめとした不良姿勢が改善する。呼吸・循環器系の反応から、杖使用の効果を検討した報告は少ないが、拘束性換気障害による呼吸数増加や1回換気量低下が、体幹屈曲により前方に狭小した胸郭が拡張することで改善する。変形性膝関節症患者の杖使用効果として、6分間歩行距離の減少と酸素消費量の増大が得られ、さらに2ヵ月間の杖使用によりこれらの効果が持続することが報告されている[6]。

　杖歩行における運動生理学的なメリットの一方で、杖への依存や、長期使用による脚筋力低下というデメリット、杖の誤った使用による悪影響が懸念される。しかしながら、杖使用のメリットがデメリットを上回れば、上述のような効果が期待できる。使用者の身体活動量や外出機会の確保による、心肺機能や精神的な健康の維持や増大も杖使用の目的に挙げられ、杖使用の効果は、社会参加の促進から、リハビリテーションの一助となる。

文献

1) Brand RA, Crowninshield RD : The effect of cane use on hip contact force. Clin Orthop Relat Res 147 : 181-184, 1980
2) Chen CL, Chen HC, Wong MK, et al. : Temporal stride and force analysis of cane-assisted gait in people with hemiplegic stroke. Arch Phys Med Rehabil 82 (1) : 43-48, 2001
3) Jung K, Kim Y, Cha Y, et al. : Effects of gait training with a cane and an augmented pressure sensor for enhancement of weight bearing over the affected lower limb in patients with stroke : a randomized controlled pilot study. Clin Rehabil 29 (2) : 135-142, 2015
4) Winter D, Deathe A, Halliday S, et al. : A technique to analyse the kinetics and energetics of cane-assisted gait. Clin Biomech (Bristol, Avon) 8 (1) : 37-43, 1993

5) Kamono A, Kato M, Ogihara N : Accuracy evaluation of a method to partition ground reaction force and center of pressure in cane-assisted gait using an instrumented cane with a triaxial force sensor. Gait Posture 60 : 141-147, 2018
6) Jones A, Silva PG, Silva AC, et al. : Evaluation of immediate impact of cane use on energy expenditure during gait in patients with knee osteoarthritis. Gait Posture 35（3）: 435-439, 2012

杖百景 1　アスクレピオスの杖と医学

　アスクレピオス（Asclepius）は、ギリシア神話の医術の神で、太陽神アポロン（ローマ神話ではアポロ）の子。常に蛇が巻き付いた杖を持っていたとされる。由来にちなんで、その蛇の種名もAsclepius snake、和名が薬師蛇（くすしへび）と、医者の昔の古称である「薬師」が付いている。

　アスクレピオスは、女神アテナから死者を蘇生させる力を持つメドゥーサ（ギリシア神話に登場する怪物で、頭髪が無数の蛇）の血を得、多くの英雄を生き返らせたと言う。蛇は脱皮するので、若返り、蘇生、復活を示し、また杖にからみつく螺旋（らせん）は、生命力や権威などを象徴するとされている。

　このように物語、伝承を元に、アスクレピオスの杖は医学のシンボルとされ、世界保健機関（WHO）や世界医師会などの医学団体・組織のシンボルマークとして広く使われている。

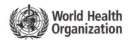
世界保健機関ロゴマーク
（世界保健機関ホームページより）

世界医師会ロゴマーク
（世界医師会ホームページより）

1. どうすれば杖を使ってもらえるか？
―杖使用に抵抗のある方への勧め方―

黒柳 律雄
（よみうりランド慶友病院）

> **POINT**
> 実用面での懸念や使用に対するイメージから、杖を使いたがらない方は少なくない。
> その方の状態に合った杖を選択し、使い方を指導してあげれば使用への抵抗も下がりやすい。

ある日、整形外科の外来に、右側末期変形性股関節症の70歳代の女性が受診した。手術はまだ考えたくないと言うので、鎮痛剤を処方して杖を使うように勧めた。その後、定期的に外来通院していたが、杖歩行の姿は見たことがなかった。数ヵ月後、股関節の痛みが耐え切れず、歩けなくなったので手術をしたいと訴えてきた。この状態に至るまでに杖の使用を強く勧め、使ってもらっていれば、もう少し苦痛を和らげることができたかもしれないと思い、なぜ杖の使用が拒否されるのか、そしてどうすれば使いたくなってもらえるのかを改めて考えてみた。

①杖を使いたがらない理由

杖の適応がありながら、なかなか杖を使いたがらない高齢の方は少なくない。その理由として、杖はお年寄りのもの、というイメージが強いと推測する。人から歳をとったと見られたくないし、自分でもそんな歳になったと認めたくない。どこか悪いのではないかと思われ、同情されたくない。

さらに杖の実用面での懸念を述べる人がいる。杖を持つ手が占領されるので、何か持ち物がある場合に不便である。お店に入った時など置き場所に困り、また忘れそうである。新規の慣れない道具を使い始めることへの心理的抵抗もありそうである。

②杖のすすめ

こうした杖の持つ負のイメージを払拭すべく、いかに杖が生活に役立つかを患者に伝えるようにしている。杖にもファッション性の優れたものがあり、またテーブルの端にかけられるように工夫されて置き場所に困らないものがある（図2-1）。あるいは短縮ができたり、折りたたむことができたりして収納に便利な製品が用意されている。さらに杖を使って颯爽と歩けるようになれば、これまでのような歩き方とは決別できる。もちろん、転ばぬ先の杖としての効用もある。

こうして杖への思い込みを修正し、杖に対する見方を変えるように言葉で説得してみるが、人の考えや行動を変えることは、そんなに容易ではないと実感している。

③杖の使い方を指導

膝の疾患で外来に通っている70歳代の女性に対し杖の適用があると、使用を勧めた。しかし、この方が言うには、「自前の杖を持っている。しかし、自己流で使うのは不安で、玄関に置いたままにしている」とのこと。そこで次の診察時に杖を持参してもらい、長さを合

わせ、正しい歩き方を教えたところ、歩くのがたいへん楽になったとニコニコと喜んで帰って行った。

この経験から、その方の状態に合った杖を選び、実際に使ってみることでその有用性を実感すると、杖への抵抗も下がりそうだと感じている。冒頭の変形性股関節症の患者にも、外来で杖歩行を体験してもらい、適切なアドバイスをすればよかったのではないかと考える。

通院していたり、地域のリハビリ施設に通ったりしている高齢者の中で、杖が必要だと判断した人に杖の使い方を教えてあげると声をかければ、すんなり使ってもらえるのではないか。もし実地の指導ができなくとも、今隆盛のYouTube内に杖の使い方を教示するコンテンツが豊富にあるので、その存在を教えるなどの方法があるなと思っている。

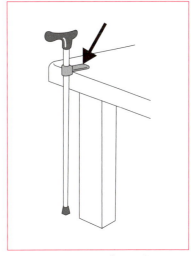

図2-1 テーブルの端にかけられる杖

杖百景 2

鬼平と杖

「鬼平」とは池波正太郎（1990年、67歳没）による時代小説の主人公、長谷川平蔵の通称。実在の人物で、江戸期の火付盗賊改め方長官、鬼平を主人公とする捕物帳の物語で、映画、テレビドラマ、舞台、漫画・アニメなどでも人気の作品群（全135作、文春文庫全24巻）で、時代小説の金字塔とされている。

非道な悪党からは「鬼の平蔵」と恐れられているが、一方、盗人であっても義侠心に厚い者や人情深い者には寛容で情けのある対応を示す。

高萩の捨五郎は、一人働きの盗賊であったが、無法な若い旗本の刀から農民の子どもを助けた際に負った脚の傷のため、鬼平と出会い、助けられる。杖を手放せなくなった捨五郎のために、鬼平は自ら手に入れた枇杷の木を削って作り上げた杖を手渡す。その思いやりと優しさに心打たれた捨五郎は、密偵となって下働きをすることになるという物語。

杖が鬼平と捨五郎の心の懸け橋となる名作である。

2. 杖のサイズと合わせ方

箕輪 俊也[1]，上内 哲男[2]
(1) JCHO相模野病院 リハビリテーション室，2) JCHO東京新宿メディカルセンター リハビリテーション室）

> **POINT**
> 杖は使用者にサイズを合わせなくては杖の機能を十分に引き出すことができない。
> 本項では，杖の長さの調整や調整後の適合判定等について杖の種類ごとに説明していく。

1 杖の長さ・重さの合わせ方

T字杖などの合わせ方

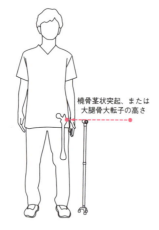

図 2-2　長さの計測

1. 長さの計測（図2-2）

姿勢
上肢を下垂した立位姿勢をとる。

方法
橈骨茎状突起，または大腿骨大転子の高さに合わせて調整する。

2. 重さ

重いものは安定感が増すものの疲れやすくなり，長時間の使用などでは操作性が悪くなる。実際に歩いた際の使用感を確認する。

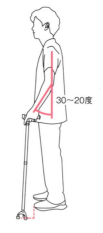

図 2-3　適合判定

3. 適合判定（図2-3）

姿勢
肩幅に開脚した立位姿勢をとる。

方法
足先から前方15cm，外方15cmのところに杖をついたとき，肩の高さに左右差がなく，肘の曲がりが30〜20度になることを確認する。さらに歩行を確認し，歩容や使用感に問題がないことを確認する。

第2章 医療現場での杖歩行の患者指導・教育

松葉杖の合わせ方

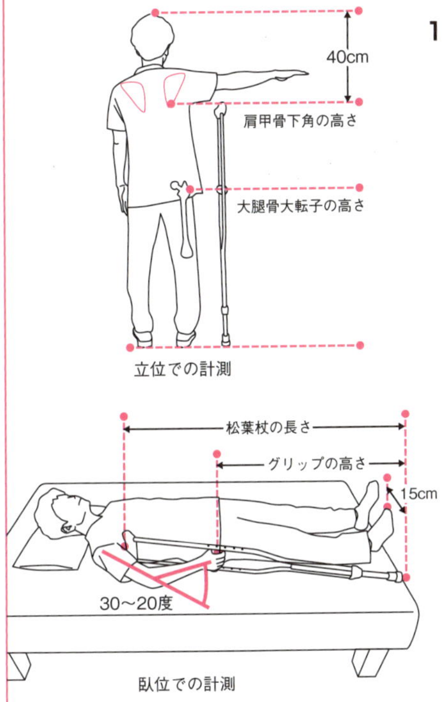

1. 長さの計測（図2-4）

杖の長さ

方法1）杖の長さ＝身長－40cm

方法2）肩甲骨下角の高さに合わせる。

グリップの高さ

大腿骨大転子の高さに合わせる。

> 臥位での計測方法
> 1) 仰向けに寝た姿勢をとる。
> 2) 脚から15cm外側に杖を置く。
> 3) 肘の曲がりが30～20度になるところで長さ、腋窩受け、グリップの高さを合わせる。

※松葉杖麻痺

腋窩受けで腋窩を圧迫すると、麻痺を引き起こしてしまう可能性がある。

2. 重さ

使用者が重いと感じていないかを確認する。

3. 適合判定（図2-5）

1) 足先から前方15cm、外方15cmのところに杖をつく姿勢をとる。
2) 腋窩と腋窩受けの間に2～3横指の隙間があることを確認する。
3) 肘の曲がりが30～20度になることを確認する。

図2-4 長さの計測

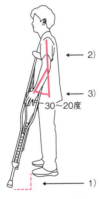

図2-5 適合判定

❷ 杖の種類ごとの合わせ方

杖の種類	長さの調整
単脚杖	前項の【T字杖の合わせ方】に準ずる
多脚杖	前項の【T字杖の合わせ方】に準ずる
ロフストランドクラッチ	握り手の高さ：前項の【T字杖の合わせ方】に準ずる カフの高さ：肘頭の5〜7cm下にカフの上縁が来るようにする

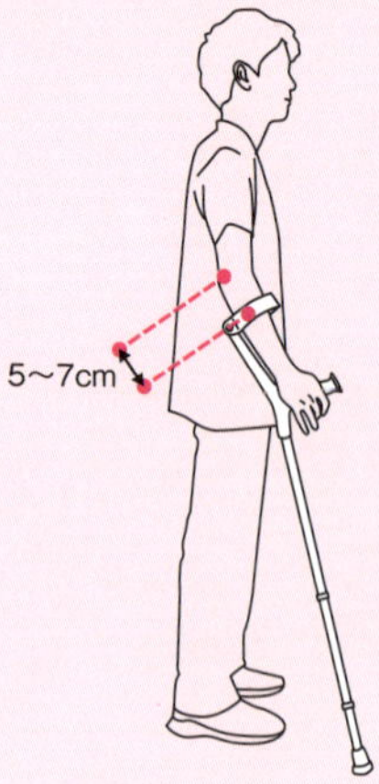

図 2-6　ロフストランドクラッチの合わせ方

プラットフォームクラッチ	前腕受けの高さ：上肢を下垂させ、肘を90度に曲げた高さ

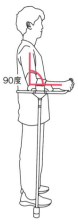

図 2-7　プラットフォームクラッチの合わせ方

サイドケイン	前項の【T字杖の合わせ方】に準ずる

第2章 医療現場での杖歩行の患者指導・教育

3 その他の要素（下肢関節の伸展制限や脊柱の後彎変形（円背）がある場合）

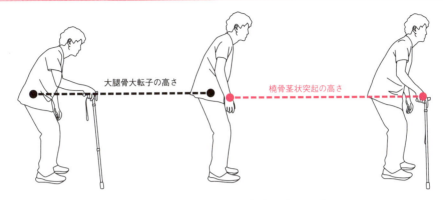

図2-8　円背がある場合の合わせ方

高齢者など円背により上体が前傾している場合や下肢障害により下肢の関節に伸展制限などがある場合、大腿骨大転子に合わせると杖が長すぎる場合が多く、橈骨茎状突起で合わせることが望ましい

文献
1) 田中義行：第10回 重要なのは歩行前のお膳立て．おはよう21 25(11)：54-57, 2014
2) 松澤　正監, 松原勝美著：移動補助具―杖・松葉杖・歩行器・車椅子―第2版．金原出版，東京，2009

杖百景 3　ウイスキーと杖

　世界中で愛されて飲まれている酒の一つがウイスキーである。中でも英国スコットランドを産地とするスコッチウイスキーが人気だが、とりわけ「ジョニー・ウォーカー」シリーズが良く知られており、英国王室も御用達という。創業者の「ジョン・ウォーカー」の愛称にちなんでこのスコッチウイスキーの名がある。

　ボトルに斜めに貼られたラベルの色で中身も値段も違う。レッドラベルの「ジョニ赤」、黒ラベルの「ジョニ黒」などが好まれるが、実はブルー、グリーン、ゴールドなどのラベルもある。そのラベルに描かれた「ストライディングマン（闊歩する英国紳士）」が特徴であり、その紳士の右手には杖（ステッキ）が握られている。

　一方、ウイスキー好きにとって垂涎の的であろうと思われるのが、ウイスキーを秘した仕込み杖（ステッキ）だ。支柱上部が3段に分かれ、中にコルクの蓋付きの試験管のような小さな酒瓶と2つの小さなグラスが納められている。米国の禁酒法時代に流行したようだ。

3. 杖の使い方

韮澤 香菜子[1]，上内 哲男[2]
(1) JCHO相模野病院 リハビリテーション室，2) JCHO東京新宿メディカルセンター リハビリテーション室)

> **POINT**
> 杖の持ち方は障害や痛みのある脚と反対側の手で持つ。T字杖歩行は3動作歩行と2動作歩行がある。松葉杖歩行は5つの歩行パターンがある。階段昇降は杖や脚を出す順番に注意が必要である。

1 持ち方と突き方

①どちらの手で杖を持つのか？

杖は障害や痛みのある脚と反対側の手で持つ（図2-9）。杖に荷重をかけるため、障害や痛みのある脚の負担が軽減する。また、ふらつきがある場合や歩行が不安定な場合は、杖を突くことで支持基底面が広くなり安定感が得られる。

②グリップはどう持つ？

グリップの持ち方は、人差し指と中指の間で支柱を挟むように握る方法が正しい持ち方の基本となる。グリップの端のみを持つ、またはグリップの長いほうを前に向けて持つなど間違った使い方をすると、杖に正しく力が伝わらないため不安定となり転倒のリスクが高くなる（図2-10）。

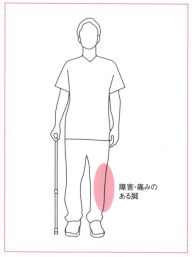

図2-9 杖を持つ側

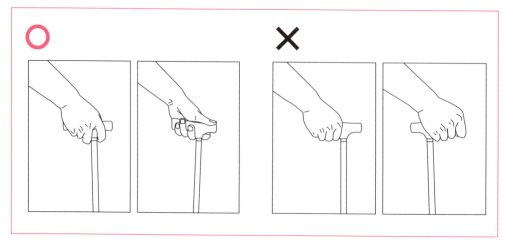

図2-10 グリップの持ち方

③杖はどのように突けばいい？

杖はグリップを握ってまっすぐ立った時に、つま先からおよそ15cm前方、15cm外側に突く。その際、杖を突く側の肩関節が自然な位置にあり、肘関節が30度程度屈曲していることが望ましい（図2-11）。

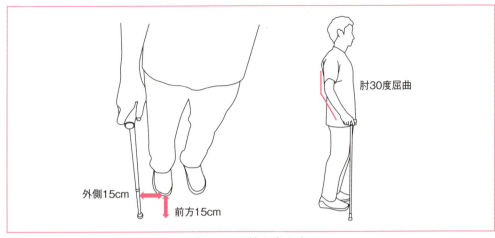

図2-11　杖の突き方

2 歩行

①T字杖歩行

T字杖歩行には3動作歩行（常時2点支持歩行）と2動作歩行（2点1点支持歩行）がある。

【3動作歩行】

3動作歩行は、①杖→②杖と反対側の脚→③杖側の脚という順番で行う歩行である（図2-12）。常に杖か脚の2点で支えているため安定感がある。

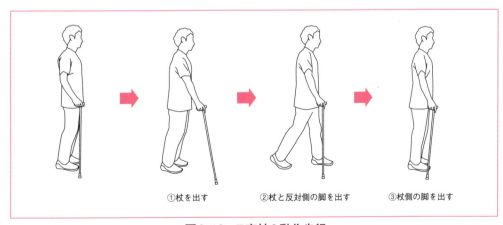

図2-12　T字杖3動作歩行

【2動作歩行】

　2動作歩行は、①杖と反対側の脚を同時に出す→②杖側の脚を出す歩行である（図2-13）。3動作歩行よりも手順が少ないため速く歩けるが、より高いバランス能力が必要になる。

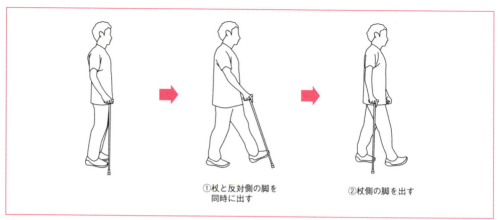

図2-13　T字杖2動作歩行

②松葉杖歩行

　松葉杖歩行は5つの歩行パターンがある。免荷を必要とする場合、安定性が求められる場合、両側下肢の機能障害がある場合などさまざまな適応がある。

【4動作歩行】

　4動作歩行は、①右側の松葉杖→②左脚→③左側の松葉杖→④右脚の順番で行う歩行である（図2-14）。体重移動を順序良く行うため安定した歩行が可能となるが、手順が多く歩行速度は遅くなる。

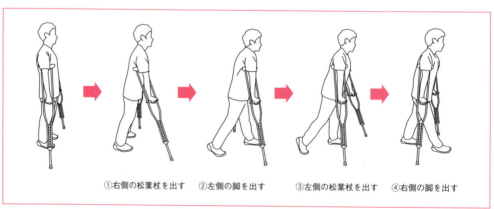

図2-14　松葉杖4動作歩行

【3動作歩行】
　3動作歩行は、①両側の松葉杖→②患側の脚→③健側の脚の順番で行う歩行である（図2-15）。4動作歩行より速く安定した歩行が可能となる。

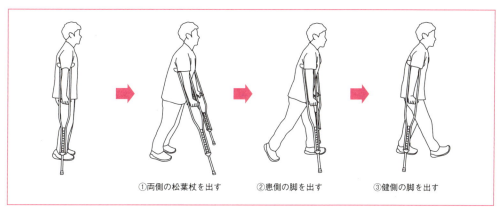

図2-15　松葉杖3動作歩行

【2動作歩行】
　2動作歩行は、①両側の松葉杖と患側の脚を同時に出す→②健側の脚を出す歩行である（図2-16）。最も速く歩けるが、より高いバランス能力が必要になる。

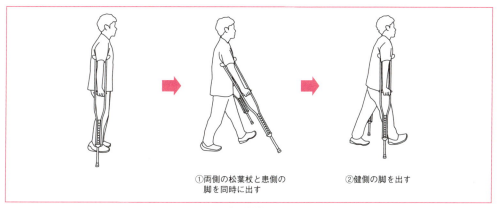

図2-16　松葉杖2動作歩行

【小振り歩行】

　小振り歩行は、①両側の松葉杖を前に出す→②プッシュアップで両脚を浮かす→③松葉杖の手前の位置まで両脚を同時に運ぶ歩行である（図2-17）。脊髄損傷や両下肢機能の障害がある場合に用いられることが多い。歩行速度は遅いが安定性が高い。

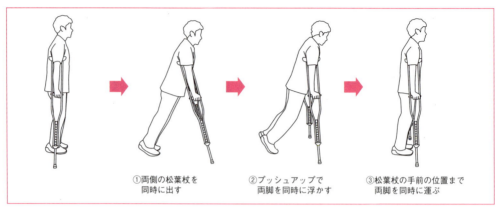

図2-17　松葉杖小振り歩行

【大振り歩行】

　大振り歩行は、①両側の松葉杖を前に出す→②プッシュアップで両脚を浮かす→③松葉杖を超えた位置まで両脚を同時に運ぶ歩行である（図2-18）。脊髄損傷や両下肢機能の障害がある場合に用いられることが多い。大きく踏み出すため歩行速度が速くなるが、より高いバランス能力が必要となる。

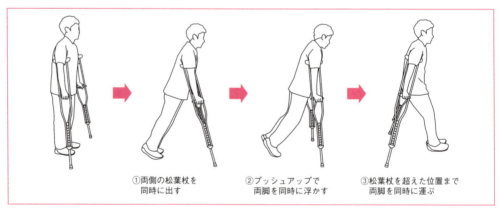

図2-18　松葉杖大振り歩行

❸ 階段昇降

①T字杖の階段昇降

T字杖で階段昇降を行う場合、昇る動作と降りる動作で脚を出す順番が異なる。

【昇る場合】

①杖を階段の上の段にのせる→②健側の脚を杖と同じ段にのせて踏み込む→③患側の脚を同じ段にのせて揃える（図2-19の②のように、患側の脚が不安定な人が健側の脚を階段にのせる時には、杖を上の段にのせないこともある）。

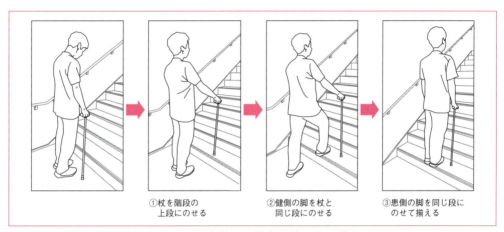

①杖を階段の上段にのせる　②健側の脚を杖と同じ段にのせる　③患側の脚を同じ段にのせて揃える

図2-19　T字杖での階段昇降　昇る場合

【降りる場合】

①杖を階段の下の段に降ろす→②患側の脚を杖と同じ段に降ろす→③健側の脚を同じ段に降ろし揃える（図2-20）。

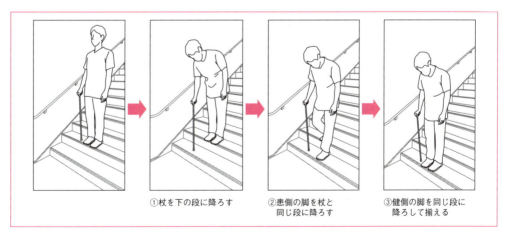

①杖を下の段に降ろす　②患側の脚を杖と同じ段に降ろす　③健側の脚を同じ段に降ろして揃える

図2-20　T字杖での階段昇降　降りる場合

②松葉杖の階段昇降

松葉杖で階段昇降を行う場合、昇る動作と降りる動作で杖を出す順番が異なる。

【昇る場合】

①健側の脚を上の段にのせて踏み込む→②両側の松葉杖と患側の脚を同時に上げて同じ段に揃える（図2-21）。

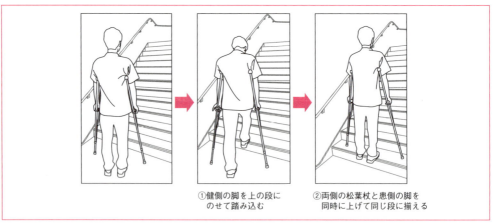

図2-21　松葉杖での階段昇降　昇る場合

【降りる場合】

①両側の松葉杖を下の段に降ろす→②患側の脚を下の段に降ろす→③健側の脚を同じ段に降ろし揃える（図2-22）。①と②を同時に行うこともある。

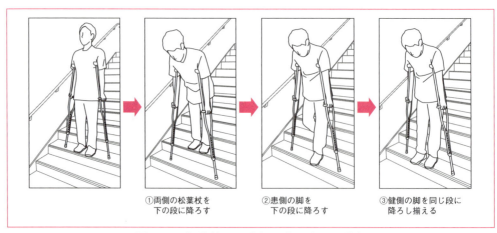

図2-22　松葉杖での階段昇降　降りる場合

❹ ベッド・座位からの立ち上がり

日常生活において歩行は移動手段であるが、歩き出す前はベッドや椅子から立ち上がるといった動作が伴い、杖を使用している人にとってこの動作が安全に行えることは重要な要素である。

ベッドや椅子から立ち上がる動作が比較的安定している人は、杖を前方について立ち上がることで補助的な役割になる。しかし、立ち上がる動作が不安定な人が杖を使って立ち上がろうとすると、杖に頼り過ぎてしまい支えが不安定となるため転倒につながる可能性が高い。このような場合は、杖を自分の近くに置いておき、固定されている支持物（手すりなど）を利用して立ち上がった後、杖を使用することが望ましい。

5 暗所での杖移動

暗所では周囲の環境や足元が見えにくく、杖移動をする際に転倒のリスクが高くなるといわれている。暗所の不安要素を解消する1つの手段として、光を放出する杖が挙げられる。グリップの先端にライトが設置されている杖、シャフト部分や足元が光る杖、光るグリップや光る杖先ゴムなどがある。このような杖を活用することで、周囲を明るくしたり、杖の所在を把握したりすることができる（図2-23）。また、その他に足元灯などの照明を設置して安全に杖移動できる環境を整えることも重要である。

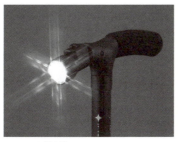
a　ライト付き杖

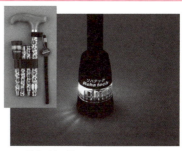
b　杖先が光る杖

図2-23　暗所での杖

画像提供＝a：マリン商事株式会社、b：フランスベッド株式会社

杖百景 4　モーゼの杖

米国映画『十戒（じっかい）』（1956年、チャールトン・ヘストン主演、セシル・B・デビル監督）は、モーゼが手に持つ杖を上げると紅海が2つに割れて道ができるという場面で有名。『旧約聖書』の「出エジプト記」に登場する神の杖による奇跡である。モーゼは紀元前13世紀頃の人で、元々は羊飼いであるが、数奇な運命をたどって古代イスラエル民族の伝説的指導者となっていく様が記されている。

モーゼはエジプトで奴隷状態となっているイスラエル人たちの窮状を見て、神の信託を得て不思議な力を与えられた杖を持って、実兄アロンと共にイスラエル人たちを救い出し、彼らを率いてエジプトを脱出する。以来、40年間の荒野放浪を経て、皆を約束の地カナンへと導くのであるが、エジプト王が解放を認めるまで杖を使ってさまざまな懲罰を与え、ようやく救出したにも関わらず、追ってきたエジプト軍を割った海を戻して溺れさせるなど、奇跡を引き起こした杖は、アーモンドの木で作られている。モーゼの使った杖をアロンも使用することになるので、「モーゼ・アロンの杖」とも言われる。世の中のさまざまな物語の中には、魔法を生み出す力のある杖がよく登場するが、原点はこのモーゼの杖かもしれない。

4. 白杖の特性と使い方および新技術の応用

黒柳 律雄
（よみうりランド慶友病院）

> **POINT**
> 視覚障害者にとり白杖は、周囲の情報把握や身体移動の補助に使用することはもちろん、周囲へのシンボルとしての役割を持つ。現在ではハイテク技術を備えた「スマート白杖」の開発も進んでいる。

　白杖は1900年代の前半に、フランスで考案され、その後世界中に広がり、白い杖が視覚障害者を示すシンボルであることは、国際的に認知されている。日本では、1960年に制定された道路交通法において、「目が見えない者、目が見えないものに準ずる者は、道路を通行する時は、政令で定める杖（白または黄色）を携え〈後略〉」と記され、また車両の運転者に対しては、杖を携えている通行者への格別の配慮を規定している。

①白杖の役割

　白杖の役割は、主に次の3つである。①シンボル：自分が視覚障害者であることを周囲に知らせる役割である。身体の前で捧げる持ち方をすることもある。②周囲の情報の把握と安全の確認：杖を使って路面の状況や進行方向を確認する。③身体移動の補助：通常の杖と同じように補助の道具として使い、バランスをとって転倒を予防する。

　それぞれの役割に沿って作られた白杖があり、材質としてカーボンファイバー製の杖も登場し、軽量化が図られている（図2-24）。

②視覚障害者が白杖で歩くための訓練

　人生の中途で全盲、あるいは全盲に近くなって白杖を使い始める場合には、歩行訓練士による訓練を受けることが望ましい。視覚障害者の歩行ではオリエンテーション・アンド・モビリティ（orientation and mobility）が重要視されている。オリエンテーションとは、あらゆる感覚を活用して外界の情報を取得し、自身とまわりの事物との相対的な位置関係を知る技術のことを言う。そしてモビリティとは出発地から目的地まで安全かつ効率的に移動する技術のことである。

　白杖を使った移動では、白杖を身体の1〜2歩前方の位置で、肩幅に左右に振り、あるいは叩くことで、段差、壁、障害物、窪み、側溝などを発見してそれらを回避し、あるいは目印を見つけて自身の居場所を確認し、進行方向を間違えないために利用する。この訓練には時間がかかり、屋外歩行、さらに公共交通機関の利用などが可能となって、社会での独立した活動ができるまでには、約1年間を要するとされる。

　ところで、中途視覚障害者による白杖の使用状況に関する調査研究がある。この報告によれば、歩行訓練の専門家が白杖が必要であると判断した視覚障害者のうち、3分の1が移動の際に白杖を携行していなかった。白杖を使わない理由として「使うことで障害を開示する」「他者の視線を集める」「あまり役に立たない」などを挙げ、白杖を持つことへの抵抗感がう

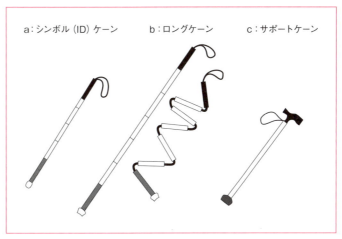

図2-24　3種の白杖

細く短いのが特徴で視覚障害者であることを示すシンボル（ID）ケーン（a）。
周囲に知らせることに加え、身体を支える役割を持つサポートケーン（c）。
ロングケーン（b）は左の本文で示した3つの役割を兼ね備えている。

かがえる。白杖を携行している人でも、実際に使い始めるまでには日時を要し、その間心理的葛藤があったと回答している[1]。

③新技術（スマート白杖）を使った転落予防

　視覚障害者が転倒・転落して重傷を負う事故は後を絶たない。2020年には、駅のホームから転落したことによる視覚障害者の死亡事故が4件発生している。事故対策として、ホームドアが設置され、ホーム上の点字ブロックに改良が加えられているが、追いついていない。

　京セラ株式会社は安全な歩行をサポートする「視覚障害者歩行支援システム」を開発した。これはRFID（radio frequency identification）技術を応用しているもので、駅ホームや列車の連結部にRFタグを設置し、近距離の無線通信を利用して白杖（スマート白杖）が転落や接触の恐れがある駅ホームや列車連結部に入ると、スマート白杖に装備されたバイブレータとスマホを介した音声システムを通じて視覚障害者に危険を知らせる仕組みである[2]。

　ただし、このシステムの実証実験においては、センサーやバッテリー装着による白杖が重くなったことに対する改善の要求があり、また反応の遅延や不正確性など、解決すべき課題も残っていて、実用化にはまだ時間を要する。その他の研究所でも、ハイテク技術を使ったスマート白杖の開発が進められていて、視覚障害者が安全に歩行できる世界の到来が待たれる。

文献

1）高田明子：中途視覚障害者の"白杖携行"に関する調査研究―アンケート調査による意識と実態の把握―. 社会福祉学 43：125-136, 2003
2）京セラ株式会社：「視覚障がい者歩行支援システム」の体験コーナーをみなとみらいリサーチセンターに開設！. オープンイノベーションアリーナ（https://www.kyocera.co.jp/rd-openinnovation/beta-project/poc_va_system.html）

Interview

白杖は、手の延長
持っていないとバランスが悪い

東京パラリンピック　水泳・金メダリスト　木村 敬一
（東京ガス株式会社）

〔取材・文：東京健康リハビリテーション総合研究所／棟石理実〕

2歳の時に病気で視力を失ったが、両親の方針で、いろいろなスポーツを経験し、最終的に選んだのが水泳。単身で上京し、進学した学校では水泳部に所属、2021年開催の東京パラリンピックで金メダル獲得という快挙を成し遂げた。普段は白杖を持って移動し、「ヒヤリハットは日常茶飯事」と……。

危険な場面は日常茶飯事

——白杖を持ったのは、何歳の時ですか？

木村　滋賀県立盲学校小学部の2年生の時です。将来的に社会で生活するためには必要だということで、訓練が始まりました。それまでは、一人でどこかに出掛けるということがなかったし、一人で歩くとしたら学校の敷地内くらいだから、白杖がなくても不便は感じませんでした。高学年になると一人で学校に通うので白杖を常に持つようになるんですが、やっぱり安心して歩けましたね。

——例えば、どのような指導を受けるのですか？

木村　何よりも、白杖によって周りの情報をキャッチするということをしっかりと学びます。まずは、白杖の先を滑らせる。つまり、進行方向の前方に白杖の先を置き、弧を描くように左右に滑らせて、点字ブロックや障害物の有無、段差、壁などを確認します。次に、トントンと突いて足を置く位置を確認します。例えば、左足が前にある場合、次に踏み出す右足の着地する位置を突いて安全を確保してから進む。これの繰り返しです。だから、皆さんにはただトントンと突いているように見えているかもしれませんが、実は左右に突いているので、今度機会があれば確認してみてください。

——それは気づきませんでした。ただ、安全を確保していても危険な場面はありますよね？

木村　最近は、スマホを見ている人も多いし、人とぶつかることはありますね。まあ、僕がいつも結構なスピードで歩いているので、それで相手の人がよけきれないんだと思います。幸い、僕は鍛えているのでぶつかっても平気ですが、こちらが「ごめんね」という感じです（笑）。車にひかれたこともあります。ひかれたというか、タイヤに足の先を踏まれたというか…車もゆっくりだったので、大事に至らず、「アイタタ」というくらいでした。ただ、めちゃくちゃ重かったですけどね。もう1回は、車に白杖をひかれて折れました。だいたい、路地から車が出てきて事故に遭うパターンが多いんですが、道が交差する所で、僕が一度止まれば大丈夫なんだと思います（笑）。以後、気をつけます。

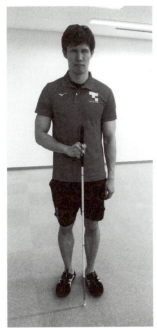
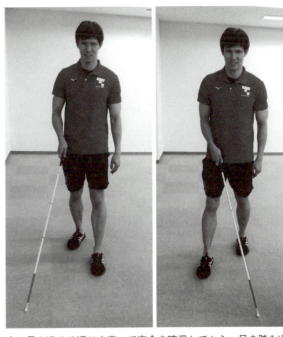

白杖の長さは、みぞおちの辺りにくるのがいいと教えられる

次に足を進める辺りを突いて安全を確保してから、足を踏み出す

――出先で白杖が折れたらどうするんですか？

木村 スペアを持ち歩いていますが、ない場合はガムテープなどで補強するか、傘があれば傘を使ってなんとか帰りますが、とりあえず何かないと不安です。バランスが悪い。僕にとっては「手の延長」ですから。

――注文してもすぐに手に入るものではないと思いますが…。

木村 はい、僕は待ちきれないので、直接高田馬場にある点字図書館（※1）に買いに行きます。白杖も太さや材質など、実はいろいろあるんです。弱視の人にとっての白杖は、視覚障害者であることをお知らせすることも目的なので、しっかり突く必要はないために細くて軽いものになりますが、僕は白杖を結構強く突くので、もう少し丈夫なものを使っています。ただ、自分がどんな杖を使っているのかあまりわかっていないので、「これと同じものをください」と言って、その場で受け取ります。ほとんど、子どものお使いです（笑）。

白杖は、視覚障害者を守るもの

――2021年の東京パラリンピック（東京2020）の後、周りが変わったという実感はありますか？

木村 それは感じます。男性女性、年齢問わずに、「お手伝いしましょうか」「困ってることはないですか」と声をかけてくださる方が増えました。とてもうれしいですね。たまに、子どもさんにもいて、「おお、すごいな」と思います（笑）。点字ブロックの上に物が置かれていることも少なくはな

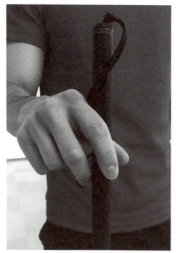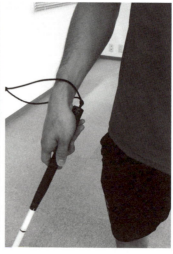

木村氏は動かしやすいようにグリップを軽く握る(左)。紐に手を通し、抜けないようにする。「僕はしてないですけど」と笑う(右)

りましたが、残念ながら、まったくないということはないですね。

——それは日本がまだバリアフリーへの意識が不足している点でもありますね。
木村　そうでもないですよ。海外に比べたら、日本は点字ブロックも整備されているし、バリアフリーは進んでいるほうだと思います。僕が水泳留学したアメリカでは、そもそも車移動が当たり前だから、歩道を歩くという意識がないから、日本のほうが安心です。

——点字ブロックは安心ですか？
木村　安心です。特に駅のホームでは、安心ですね。見えている方にはホームの端にあると視覚障害者にとって危険が伴うように感じられるかもしれませんが、端にないと転落の危険があります。最近ではホームドアも増えたので、ずいぶんと楽になりました。駅の点字ブロックは僕らを守ってくれていると思っています。

——この先、日本のバリアフリーへの意識は「東京2020以前に戻る」という不安はありますか？
木村　障害者スポーツへの盛り上がりは後退するかもしれませんが、障害者への接し方は戻らないんじゃないかと思います。エレベーターでも「何階ですか」と聞いてくださる人も増えました。大事なことは、障害者自身が、「自分たちが存在している」ことを発信し続けることだと思うんです。主張しないとわからないですから。別にアスリートにならなくても、外食をするとか、買い物に行くとかなるべく外に出て、多くの人とコミュニケーションをする努力をしていく必要があると思っています。

——接し方で、健常者が気をつけることはありますか？
木村　僕らと出会うのは、結構突然なので仕方がないんですが、「ああ！」とか「危ない！」とか言っ

てくださることが多く、それは誰に言ってるのか、何が危ないのか、僕らにはわからない。できれば、具体的な情報を教えていただければ助かります。あと、何も言わずに突然腕をつかまれて連れていかれることもあるので、それはすごく困りますね。

―― 「困ってることはありませんか」の一言ですね。あとはこちらが腕をつかむのではなく、肩が腕を貸してあげるという感じで大丈夫ですか。

木村　はい、それで十分です。必要のない時は、丁寧にお断りします。あと、もし可能であれば、一緒に歩く際に「あと〇メートルで階段です」とか「あと〇歩くらいで右に曲がります」と言っていただけると準備ができるので助かります。それからこれは余談ですが、雨の日は皆さんが傘を持っているので、建物の中を歩いていると白杖の僕がわかりづらいようで、よくぶつかるんです。これはなんとかならないかなあ、と思っています。

――これから白杖を持つ子どもたちへの教育として、ぜひしてほしいことはありますか？

木村　技術的なことは今までの教育で十分だと思います。ただ、子どもに限らず大人であっても、初めて白杖を持つことに抵抗を感じる人はいると思うんです。でも、持つことで守られているというメリットをしっかりと伝えてあげてほしいですね。安全だし、万が一ぶつかっても、そうそう怒られないですから（笑）。

――木村さんも最初、抵抗がありましたか？

木村　僕は、荷物が増えるなあと思いました。ハンカチを持って出るのが面倒くさい、という感覚と同じです（笑）。でも、今はなくてはならない相棒です。杖がないと歩けません。

※1　社会福祉法人日本点字図書館
本間一夫氏（5歳の頃に脳膜炎により失明）によって創設。13歳で入学した函館盲唖院時代に、イギリスに点字図書館があることを知り、日本にもつくろうと決意。1940年に豊島区からスタートし、翌年、現在の新宿区高田馬場へ移転。図書の貸し出し（点字図書、録音図書）、朗読サービス、視覚障害者支援用具販売など。

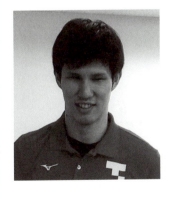

PROFILE
木村敬一（きむら　けいいち）
1990年、滋賀県栗東市出身。病気のために2歳で視力を失う。小4で水泳を始め、中学から筑波大附属盲学校（現・筑波大学附属視覚特別支援学校）に通い、水泳部に所属する。北京パラリンピック出場後に、日本大学へ進学。その後、ロンドン大会（銀1、銅1）、リオ大会（銀2、銅2）、東京大会（金1、銀1）に出場。パラスポーツの普及活動や講演以外にもメディアにも多数出演。2021年紫綬褒章受章。

以下に本インタビューの補足となる、白杖や点字ブロック等に関する情報を記載する。木村選手が語っていた内容とともに白杖等への理解を深め、視覚障害者が安全に歩行できるように努めたい。

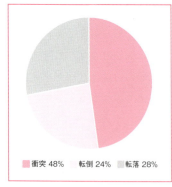

図2-25　視覚障害者の事故
（第18回 日本眼科記者懇談会資料より／2021年5月）

点字ブロック
点字ブロック（正式名称：視覚障害者誘導用ブロック）は1965（昭和40）年、日本人（三宅精一氏）が発明し、1967年に岡山県の盲学校近くの横断歩道付近に初めて設置された。点字ブロックで、点状のものは（警告ブロック）「止まって注意」を、線状になっているものは（誘導ブロック）「その方向に進む」という意味。(社会福祉法人 日本視覚障害者団体連合)

白杖の携行について
道路交通法第十四条「目が見えない者（目が見えない者に準ずる者を含む。以下同じ）は、道路を通行するきは、政令で定めるつえを携え、又は政令で定める盲導犬を連れていなければならない。」（日本歩行訓練士会HP）

白杖の主な材質
アルミニウム合金、グラスファイバー、炭素（グラファイト、カーボン）繊維、アラミド繊維の4種類。(日本歩行訓練士会HP)

白杖の主な種類
【直杖】連結部分のない基本的な杖。
【折りたたみ杖】杖の内部にゴムが入っており、杖部分が4段〜5段に折りたためる。折りたたんだ状態で長時間保管すると、ゴムが劣化しやすくなるので注意が必要。

5. 歩行器の構造と使い方

上内 哲男
(JCHO東京新宿メディカルセンター リハビリテーション室)

> **POINT**
> 歩行器は両上肢で操作する歩行補助具で、車輪のない歩行支援器具であり、固定型と交互型に大別される。杖を用いた場合よりも支持基底面が広く安定した立位姿勢がとりやすいのが特徴である。

1 歩行器 (walking frames) とは

　歩行器は日本産業規格（JIS T 9264：2012）において[1]、「両上肢で操作する歩行補助具で、車輪のない歩行支援器具（以下、歩行器という）」（ただし起立補助具及び歩行補助いすは除く。なお、体重をかけるとロックする車輪は車輪とみなさない）と規定している（図2-26）。歩行器は固定型と交互型に大別される。なお、一般的にサークル（型）歩行器と呼ばれる歩行器は、JIS規格においては、歩行器ではなく歩行車に分類されるのでここでは割愛する（詳しくは次項を参照）。

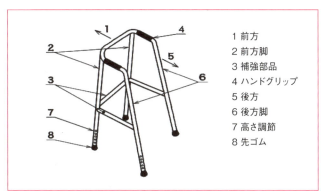

図2-26　歩行器の各部の名称
(歩行器. JIS T 9264：2012 福祉用具 – 歩行補助具 – 歩行器[1] 図1より引用)

1 前方
2 前方脚
3 補強部品
4 ハンドグリップ
5 後方
6 後方脚
7 高さ調節
8 先ゴム

　歩行器の特徴として、杖を用いた場合と比較して、支持基底面が広く安定した立位姿勢がとりやすいことが挙げられるが、反面、安定感がありすぎて移動時の推進力が得られにくい（ゆっくりとしか進めない）といったデメリットも存在する。伸縮式の杖と同様に、脚部の高さを調節することで容易に利用者の身長に合わせることが可能である。

　歩行器は立位や歩行時のバランス能力に不安がある場合に用いること、移動時にはある程度の横幅（歩行器自体の横幅は概ね50〜60cm）が必要なこと、支持基底面を支える4脚が水平に地面に接地している必要があることなどから、病院や福祉施設などで用いられることが多く、地面に凸凹があり、水はけのために路面が傾斜している屋外での使用には適応がな

い．家屋内でもある程度の移動路の確保が求められ，階段昇降ができないなど限定的な場面での使用に限られ，杖移動ほどの自由度はない．

❷ 固定式歩行器（図2-27）

固定式歩行器はピックアップ歩行器（図2-27 左）とも呼ばれ4脚のフレームを持ち上げながら移動するための歩行補助具である．安定感があり，フレーム（重量は概ね1.5〜2.5kg）を持ち上げるための上肢の筋力，フレームを持ち上げた際の立位・体幹の安定性が必要である（図2-28）．段差の乗り越えも比較的容易に対応できるため，家屋内での使用では第一選択とされることが多い．また，固定式歩行器の前輪を車輪付きの付属品に変更することで，フレームを持ち上げることなく容易に推進力を得られるようにしたタイプも存在する（前輪付き固定式歩行器：図2-27 右）．なお，後脚は体重をかけるとロックする車輪（JISでは車輪とみなさない）に変更する必要がある．

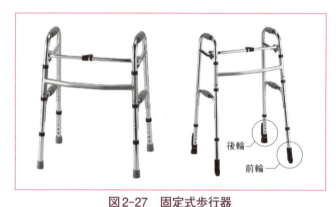

図2-27　固定式歩行器
一般的なタイプ：固定式歩行器（左）と体重をかけるとロックする車輪を備えたタイプ：前輪付き固定式歩行器（右）

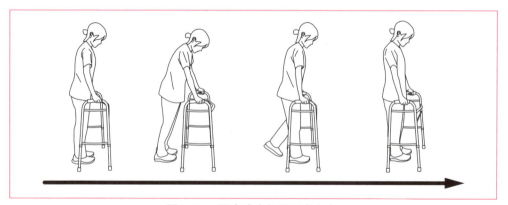

図2-28　固定式歩行器の歩き方
歩行器を持ち上げて前方に出した後に足を一歩ずつ前に移動させる

③ 交互式歩行器 (図2-29)

固定式歩行器の使用に際して上肢の筋力が乏しくフレームを持ち上げにくい、あるいはフレームを持ち上げる際の立位・体幹の安定性が乏しく転倒の危険性が高くなる場合には交互式歩行器の選択となる。フレームを左右交互に振って移動するため、固定式歩行器よりも操作が煩雑で、歩行速度はゆっくりになりやすく、段差への対応も難しいなどのデメリットも存在する（図2-30）。

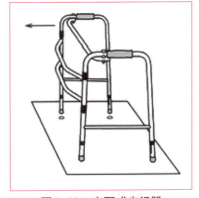

図2-29 交互式歩行器

（歩行器．JIS T 9264：2012 福祉用具−歩行補助具−歩行器[1] 図4より引用）

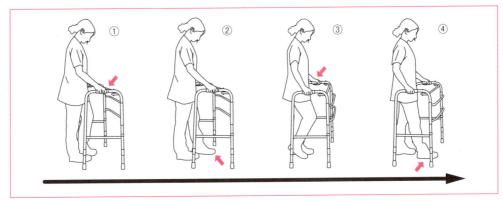

図2-30 交互式歩行器の歩き方
①右のアーム、②左足、③左のアーム、④右足の順で移動させる

文献

1）歩行器．JIS T 9264：2012 福祉用具−歩行補助具−歩行器（https://kikakurui.com/t9/T9264-2012-01.html）

6. シルバーカーの構造と使い方

上内 哲男

(JCHO東京新宿メディカルセンター リハビリテーション室)

> **POINT** いわゆるシルバーカーは、JIS規格ではシルバーカーと歩行車に分類される。また、サークル型歩行器は歩行車に分類される。いずれも4輪で支持基底面を広く構成した歩行補助具である。

日本国内において一般的にシルバーカーと呼ばれるものは、日本産業規格（JIS規格）においてはシルバーカー：Walking trolleys（JIS T 9263：2017）と歩行車：Rollators and walking tables（JIS T 9265：2019）に明確に区別されているので、本稿でもシルバーカーと歩行車（サークル型歩行器も含む）に区別して解説する。

シルバーカー：Walking trolleysとは (図2-31)

シルバーカーは日本産業規格（JIS T 9263：2017）において[1]、「歩行の安定、歩行距離の延長などを助ける機能をもつ歩行補助具。ハンドル及び4か所以上の車輪をもっており、その全ての部分が使用者の前部に位置している。荷物などを運ぶ搬送用バッグ又は休息のための椅子が付いているものもあり、主として屋外での使用を目的としている」と定義している。なお、注記として「歩行車と異なり、使用者の全体重を預けることを目的にしていない」とも記載されている（歩行車に関しては後述）。また、SG規格（製品安全協会）においては[2]、「自立歩行可能だが、屋外での物品の運搬や長距離の移動が困難な主として高齢者が、歩行の補助や品物の運搬及び休息に用いるシルバーカーで、車輪が4輪以上のものについて適応

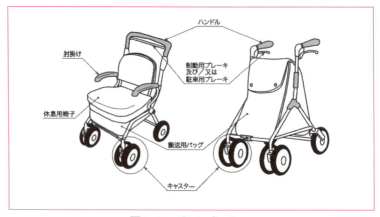

図2-31　シルバーカー
ハンドル一体型（左）　ハンドル分離型（右）
（シルバーカー．JIS T 9263：2017 福祉用具―歩行補助具―シルバーカー[1]図2より引用）

する。なお、ここでいうシルバーカーとはハンドル、フレーム、ストッパ等で構成したもので、通常、利用者を含めた重心が支持基底面外にあるものをいう」としており、歩行できない人が使用する歩行補助具ではなく、歩行可能な人が使用するための歩行補助具との認識である。加島によれば[3] シルバーカーと歩行器や歩行車の違いは、シルバーカーは支持面のなかに身体を入れることができないのでグリップへの体重負荷が不十分になり、歩行を安定させるための支持が足りないことにあると解説している。

歩行安定性の観点でいえば、杖＜シルバーカー＜歩行車＜歩行器の順で高くなるので（歩行速度は逆順で、杖のほうが速度が出やすい）、杖では多少ふらついて転倒しやすいが、歩行車や歩行器ほどではなく、ある程度の歩行速度も確保したい人にはシルバーカーが適切な歩行補助具であるといえる。荷物入れや休憩用の椅子、ブレーキ機構を備えている。

❷ 歩行車：Rollators and walking tablesとは （図2-32、2-33）

歩行車は日本産業規格（JIS T 9265：2019）において[4]、「フレームの下端に2個以上の車輪をもった、両手・両腕又は上部体幹で身体を支え操作する歩行補助具」と規定されている（車軸間の距離が250mm未満のものは除く。体重をかけるとロックする車輪は車輪とみなさない）。構造上の区分として、ロレータ形（図2-32）：ハンドグリップや前腕サポートによって体重を支える構造のものと、ウォーキングテーブル形：サポートテーブルまたは前腕サポートによって体重を支える構造のもの（図2-33）に分類される。なお、一般的にサークル型歩行器と呼ばれる歩行器はJIS規格においてはウォーキングテーブル形歩行車に分類される。

ロレータ形は主に屋外での使用を想定している。これは、歩行車に関するJIS規定において前輪の大きさは、屋内用で直径75mm以上、屋外用で直径180mm以上・幅22mm以上と規定されており[4]、ロレータ形の多くが大口径の前輪を有している。それによって段差や凸凹、路面の傾斜などに対応しやすいからである。また、ブレーキ機構や休憩用の椅子が備えられている点も屋外向きである。もちろん広い廊下幅が確保できる病院や福祉施設などでの

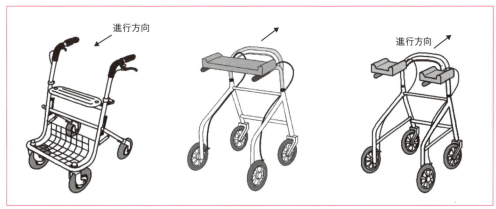

図2-32 歩行車（ロレータ形）

ハンドグリップ付き（左）、ハンドグリップおよび前腕サポート付き（一体型）（中）、ハンドグリップおよび前腕サポート付き（分離型）（右）

（歩行車．JIS T 9265：2019 福祉用具―歩行補助具―歩行車[4] 図7より引用）

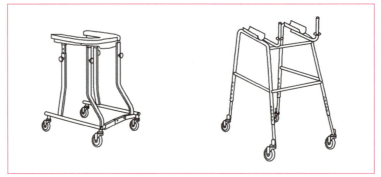

図 2-33 歩行車（ウォーキングテーブル形）
サポートテーブル付き（左：ハンドグリップなし）、前輪サポート付き（右：ハンドグリップ付き）
（歩行車．JIS T 9265：2019 福祉用具―歩行補助具―歩行車[4] 図8より引用）

使用にも有用である。
　一方、ウォーキングテーブル形は4輪とも小口径（75mm以上）のものが多く、病院や施設内など屋内での使用を想定している。テーブル部分で、ある程度の体重支持（概ね3割程度）が可能であり、腰背部や下肢関節等に疼痛がある場合などには体重負荷量を加減しながらの歩行が可能である。ウォーキングテーブル形歩行器には4輪とも自在輪のタイプと前輪のみが自在輪（後輪は固定輪）のタイプがあり、4輪自在輪は回転半径が狭く小回りが利く半面、ふらつきやすくなってしまう。一方、前輪のみ自在輪では直進安定性が高く、多少ふらついても転倒しにくく、歩行練習開始当初にはおすすめである。また、転倒予防にも配慮したストッパー付の歩行器もあり、特にベッドからの立ちすわりの際に安定して動作が行える特徴がある。

文献

1) シルバーカー．JIS T9263：2017 福祉用具―歩行補助具―シルバーカー（https://kikakurui.com/t9/T9263-2017-01.html）
2) 一般財団法人製品安全協会：シルバーカー（https://www.sg-mark.org/product/no-0075/）
3) 加島　守：杖・歩行器等補助用品編　杖・歩行器等補助用品の選び方，利用のための基礎知識．（https://www.hcr.or.jp/cms/wp-content/uploads/howto_2020_1_3.pdf）
4) 歩行車．JIS T9265：2019 福祉用具―歩行補助具―歩行車（https://kikakurui.com/t9/T9265-2019-01.html）

7. 杖の指導・教育

① リハビリテーション医学の立場から

和田 義敬, 大高 洋平
(藤田医科大学医学部リハビリテーション医学講座)

> **POINT**
> 杖の使用には、効果の説明や使用の定着に向けた指導・教育が必要である。
> 杖の多様な役割をもとに適切な観点から使用の定着に向けたアプローチが求められる。

1 大きく4つに分けられる杖の役割

　リハビリテーション医学において杖は頻用する歩行補助具である。しかし、改めて考えると杖の役割は多岐に渡る。まず、杖の役割は下記の4項目に分類できる。

1. 下肢の負担軽減
　杖での体重支持は下肢にかかる荷重を減少させる働きがある[1,2]。この働きにより、下肢の関節痛の軽減にも作用する。免荷の必要な度合いに合わせて、杖やクラッチの選択を行う。その他にも杖の使用は歩行中の推進力や制動力を補助する。

2. 感覚入力の補助
　手は機械的荷重の担い手になるだけでなく、感覚処理においても移動を支援することが示唆されている。指の接触は人間の姿勢の揺れを打ち消す作用がある[3]。何かに接触しながら歩行をするのは心理面でも安心感をもたらす。道具の身体化現象として、杖の先端で地面に触れることでまるで手の延長として地面の形状や傾きを感覚的に知覚できる。

3. 支持基底面の拡大
　杖の接地は両足部で規定された支持基底面が拡大し、姿勢の安定につながる。筋力低下やバランス能力低下を杖で補助し安定的な立位・歩行を得られる[4]。また、身体重心の動きの制御を支援し不安定性を防ぐ。不安定性が生じた場合には平衡状態の回復に寄与する。

4. 他者に対する象徴
　杖の使用は他者に歩行者に対する注意を促す。そのため、他者から安全に歩行できるように無用な接触を避けたり、公共交通機関や施設において席を譲られるなどの配慮の機会を得られやすい。また、古来より杖は権力の象徴としても用いられてきた。

2 練習支援と自立支援

　杖の使用にあたっては、時期に応じての杖の使い分けも重要である。時期によって、杖は練習支援と自立支援という異なる役割を担う。練習支援においては、杖は動作習得に効果的な練習課題内容を設定するための道具として用いられ、練習課題の難易度の最適化の一助と

なる。この場合、杖の使い分けは、機能・能力の向上度合いによって変化する。自立支援の側面からは、上記の4項目とも関連し、杖の使用で安定性や歩行速度が向上すれば、外出機会の増加やQOLの向上につながる[5]。自身で移動できる手段としての杖の役割は社会参加も高める。杖の指導・教育としては、まず杖の使用にどのようなメリットがあるかを本人に示すことが重要となる。前述した4項目の中でも「歩きやすくなった」「痛みが減った」といった本人にとってわかりやすく即時的な効果を示せるのが使用の定着に向けた重要な点である。時には、歩く際に杖を忘れてしまうなど使用の定着に難渋する場面もある。必要性を示せば杖の使用が促進されるかと考えるが、高齢者や認知機能の低下がある方にとっては杖の使用という行為自体が新たな学習であり、定着がなかなか難しい場合もある。また、杖の選択の際に杖の重量や見た目といった機能以外の点を重視される方も多い。パンフレットの提示や実際に数本の使用を試せる環境があるとさらに良いだろう。以上のように、杖には多様な効用があるので、それらの効用を適切な観点から指導・教育ができるのが望ましい。

文献

1) Brand RA, Crowninshield RD : The effect of cane use on hip contact force. Clin Orthop Relat Res 147 : 181-184, 1980
2) Youdas JW, Kotajarvi BJ, Padgett DJ, et al. : Partial weight-bearing gait using conventional assistive devices. Arch Phys Med Rehabil 86 (3) : 394-398, 2005
3) Jeka JJ, Lackner JR : Fingertip contact influences human postural control. Exp Brain Res 100 (3) : 495-502, 1994
4) Bateni H, Maki BE : Assistive devices for balance and mobility : benefits, demands, and adverse consequences. Arch Phys Med Rehab 86 (1) : 134-145, 2005
5) Bertrand K, Raymond MH, Miller WC, et al. : Walking aids for enabling activity and participation : a systematic review. Am J Phys Med Rehab 96 (12) : 894-903, 2017

杖百景 5

チャップリンの杖

「喜劇王」と呼称されたイギリス出身の映画俳優・監督のチャールズ・スペンサー・チャップリン（1977年、88歳没）。パントマイムで磨き抜かれた卓越した身体表現で、ドタバタと哀感を組み合わせた作風により、人間の尊厳を訴える多くの映画を世に送り出した。

山高帽に大きなドタ靴、ちょびヒゲにステッキ（杖）という扮装（『小さな放浪者』：貧困と品位を象徴）が代表的な姿である。

チャップリンが持っているステッキは、実は日本製の竹根鞭細工（滋賀県草津市産）である。19世紀後半から20世紀初頭の英国紳士の間では広く普及していたという。親日家のチャップリンの秘書として仕えた日本人、高野虎市氏を介して、日本の寒竹の杖がチャップリンに届けられたという。

ただし、歩行補助用具の役割としての杖の構造と機能は有していないため、おおむね、たしなみやトレードマークの一つとして用いられていたようだ。

8. 杖の指導・教育

② 看護の立場から Ⅰ

鈴木 みずえ
（浜松医科大学 医学部看護学科）

> **POINT** 杖は歩行障害のある高齢者の転倒予防のために使用するが、障害に合わせた適切な使用がポイントとなる。また加齢や障害に伴い歩行状態も変化するため、当事者や介助者に対し杖に関する指導や教育は重要である。

1 不適切な杖の使用で高まる転倒リスク

　歩行機能の維持は自立機能において最も重要であり、歩行機能の喪失は高齢者を容易に要介護状況に移行させるために高齢者看護の実践において重要なポイントである。自立歩行の維持をすることは生活機能を維持するうえでも重要であり、単に日常生活動作（ADL）の改善だけでなく、生活の質（QOL）や生きる意欲の向上につながる。

　歩行障害のある人の自立の援助や転倒予防として杖を使用する。移動時のバランスを崩した際に転倒しやすいために適切に歩行時に杖を使用しないとかえって転倒のリスクを高めることになる。しかし、杖を使用する際に抵抗感を感じたり、うまく使用できない高齢者も多く、看護師は杖を使用する人が常に安全に杖を使用できるか観察し、転倒予防に努める必要がある。

　杖の種類の選択に関しては理学療法士・作業療法士に杖を選んでもらい、杖の長さを調節してもらうのが理想である。杖の長さは腰骨の付近（大腿骨大転子）、杖を突いた時に肘関節が120°から150°になる程度が適切[1]である。杖は患側の足と逆の手に持ち、先端のゴム部分は滑らないかどうか定期的な確認が必要である。麻痺がある場合も健側の手に杖を持つが、患者の障害の程度や活動状況に合わせて歩行介助しながら安全に歩行や杖の使用ができるように決めていく。

2 介助時や環境面での留意点

　歩き方は3動作歩行、つまり先に杖を突き、患側の足を出し、そのあと健側の足を出す方法と、2動作歩行、つまり杖と患側の足を同時に出し、その後健側の足を出す方法があるが、歩行介助時、看護師は杖を持ってない側のやや後方に立ち、姿勢・歩幅・杖をつく位置・歩行速度などを観察し、安全に歩行できるか見守る。

　杖を使用した歩行動作の介助の際には、手首・足首・肩関節をはじめ全身を動かすなど準備体操も重要である。血液循環や筋肉を刺激されて歩行しやすくなるためである。またその日の体調や気分をあらかじめ確認しておく。

　夜間、トイレに行く際に転倒リスクが高くなるので、ベッドからの移乗動作、杖の設定位

置もあらかじめ患者と相談して、動きやすい動作や杖の設置場所を決めておくとよい。杖を使用することで、歩行障害があることが他の人に知られて気分が落ち込む場合もある。本人の歩く意欲が全身機能の回復につながることから、歩くこと自体が楽しくなるように歩行介助していくことも大切である。

　高齢者の場合、誤った杖の使用により歩行障害が悪化する場合もあり、歩行動作が適切にできるか観察し、安全に転倒予防ができるように見守ることが重要である。特に握力の低下で杖が持てなくなったり、腰椎圧迫骨折による姿勢の変化等で杖が使用できなくなっても別の歩行補助具が使用できるので、状況に合わせた歩行補助具の使用の検討が必要である。

文献

1) 蓑田美幸：歩行介助の看護．整形外科看護 28（4）：363-373, 2023

杖百景 6

シャーロック・ホームズの杖

　シャーロック・ホームズは、19世紀後半に活躍したイギリスの小説家（医師でもある）、アーサー・コナン・ドイル（1930年、70歳没）の創作した一連の推理小説（1887～1927年）に出てくる主人公の私立探偵である。今なお、その人気は衰えず、世界中で読み継がれていると共に映画・テレビ・ラジオなどのメディアにも登場している。

　挿絵や映像作品などからホームズの持ち物としてよく知られているのは、虫メガネ、鹿撃ち帽、インバネスコート（丈の長いコートにケープを合わせた外套）、パイプタバコとライター、ストラディバリウスのバイオリンなどの他に、ステッキがある。

　護身術として、「ステッキ術に長けている」（『緋色の研究』より）と記されており、バーテイツという武術も含めて、杖を武器として身を守り、悪漢らと格闘する光景が描かれている。「聖書に次ぐベストセラー」とも言われるシャーロック・ホームズを、杖も支えているのだろう。

9. 杖の指導・教育

③ 看護の立場から Ⅱ

梅原 里実
（高崎健康福祉大学 保健医療学部看護学科）

> **POINT**
> 個々の対象者の加齢や障害の程度を補って、歩行動作が可能な限り改善できる杖の選択と
> 正しい使用および安全への配慮により転倒予防を図ることができる。

1 杖の選択

　杖の種類は単脚杖、多脚杖、クラッチなどがある[1]。疾患や身体機能、身長、麻痺の有無、使用目的や使用する場所など使用者の特徴に合わせ選択することが望ましい。杖の種類の選択を誤るとかえって転倒リスクを高める。例えば単脚杖は、杖がなくても歩行が可能な場合に歩行補助の目的で用いられるが、杖のグリップを握る握持力があることが前提となる。例えば、T字杖はバランス機能が良好な場合に用いる。C字杖は握りやすいが、しなるためバランス不良者には不向きである。L字杖のようにオフセットがついたものは握りやすく安定性がある。多脚杖は、全体的に安定性があり筋力が低下している人や麻痺による下肢への負担が大きい人に適しているが、屋内で使用する場合や階段などは基底面積と同じスペースが必要となる。また耐久性だけでなく疲労につながらないよう軽量なものを選ぶことも転倒予防につながる。

2 杖使用時の留意点

　杖歩行そのものが転倒ハイリスクな状況であるが、その状況の中で転倒の可能性を早めに発見し対策を立てることは転倒の2次予防となる。

1. 体調や使用の意思確認
①身体的な状態：バイタルサイン、認知力、理解力、注意力、感覚器の障害、関節などの炎症や痛み、疲労感、サイズの合う衣服や動きやすい衣服、滑りにくく脱げにくい靴、立位バランス、体重移動の状況、握力などを観察する。
②心理的な状態：歩行への意欲、集中力、注意力、転倒恐怖などを観察する。
③社会的な状態：杖を使用することへの抵抗感、最近の活動状況などを確認する。

2. 杖歩行の注意点の説明
　杖の持ち方、歩き方、姿勢・歩幅・杖を突く位置・歩行速度などを説明する。

3. 環境の調整
　杖の先はゴム素材がついているため、接地面の水濡れ、落ち葉やビニールなどの滑りやすい素材がないことを確認する。雨の日の外出や、洗面台、風呂場といった水回りは注意が必

要である。日頃から清掃や点検を怠らないだけでなく、転倒ハイリスクの場所として、当事者や介護者にも認識してもらうよう危険な場所を知らせる「ステッカー」や「水回り注意」の張り紙をするなどの注意喚起をする。屋内の場合は掃除用具を側におくなど小まめな清掃や点検を心がける。また凹凸面や段差がある場合は、バランスを崩しやすく杖を使用していても容易に転倒することがあるため接地面の安全の確保が重要となる。さらに明るさが確保されていても、通路の曲がり角および出入り口は、人とぶつかることがあるため、一旦立ち止まって安全を確保して歩行することが望ましい。

文献

1）長尾　徹, 長野　聖責任編集, 石川　朗, 種村留美総編集：ADL・実習（15レクチャーシリーズ　理学療法・作業療法テキスト）．中山書店, 東京, p.44, 2021

杖百景 7　ベートーベンの杖

「楽聖」と呼ばれ、世界で最も有名かつ偉大なドイツの作曲家ルートヴィッヒ・ヴァン・ベートーベン（1827年、56歳没）。全9曲の交響曲、弦楽四重奏、ピアノソナタをはじめ、多彩なジャンルの音楽を創作して世に送り出し、今も世界中で愛され続けている。

晩年、音楽家の命とも言える聴力を失っても、作曲をし続けた。難聴の原因は、耳硬化症の説が有力である。これは3つある耳小骨（つち・きぬた・あぶみ）の内のあぶみ骨が硬化して、耳から鼓膜の振動を通して内耳にうまく伝えられなくなる病気。

そこで、ベートーベンは指揮棒を歯でかみしめ、その尖端をピアノに押し当てて、骨伝導を通して音を聞いたという。指揮者は杖のように長い棒（指揮杖）を床に打ちつけてリズムを刻んでいた時代もあったようで、この骨伝導に使われたのが杖であったのかもしれない。

杖は音楽をも生み出すか!?

杖百景 8　刑罰と杖

杖は本来脚に痛みや障害のある人の支えや助けとなるものである。しかし一方、杖が刑罰や拷問の道具として使われたという歴史があることも事実である。近年においても、宗教裁判に基づいて、公開杖打ち刑が執行されたという報道がある（2018年、マレーシア）。

杖刑、もしくは杖罪は、古代中国からあり、唐の律令法では、五刑の一つとされている。五刑は、軽い刑から①笞刑：鞭打ち、②杖刑、③徒刑：強制労働、④流刑：島流し、⑤死刑となっている。日本や朝鮮半島などの周辺諸国でも取り入れられ、日本では大宝律令・養老律令において定められている。また、江戸期、八代将軍吉宗の時代、『御定書百箇条』においても、杖で叩く「敲」という罰が定められていたという。

つまり、国が法律によって杖打ちを刑罰として用いていたのである。

杖が人に苦痛を与えた負の歴史である。

第2章 医療現場での杖歩行の患者指導・教育

杖百景 9

杖の遊び

杖の遊びで最も有名なのが、毬杖(ぎっちょう)。木製の毬(まり)を木製の槌(つち)を付けた木製の杖を使って相手陣地に打ちこむホッケーのような遊び、あるいはその杖のことを毬杖と言う。

平安時代に子どもの遊びとして始まったとされ、鎌倉時代には男の子の主に正月の代表的な遊びとなり、その様子は『鳥獣戯画』(12世紀〜13世紀)、『洛中洛外屏風』(16世紀初頭〜江戸時代)などにも描かれている。また、『年中行事絵巻』(12世紀後半成立)には毬杖をしている子どもたちの腰に、正月飾りに用いるゆずり葉が差されている様子が描かれている。常緑の葉を身につけることで、子孫繁栄という縁起を担いでいたとされている。ただ、江戸時代になると、毬杖は遊ばれなくなっている。

ちなみに、左利きのことを「ぎっちょ」と呼ぶのは、左利きの人が毬杖を左手に持ったことからという説もあるそうだ。

1. 脊椎・下肢の骨折

黒柳 律雄
（よみうりランド慶友病院）

> **POINT**　特に高齢者において大腿骨近位部骨折や脊椎圧迫骨折は非常に発生しやすい骨折である。さらには続発骨折の可能性も高いため、転倒予防のためにも効果的な杖の使用が求められる。

　私たちが日々の生活を快適に営むためには、直立姿勢を保ち、座る、歩く、走る、触る、移す、組み立てるなど、自身の身体を意のままに自由に動かせることが必要である。

　人体に206個あるとされる骨は、身体を安定的に支える役割を受け持つ。文字どおり「屋台骨」というわけである。骨のみがあっても身体運動はできない。骨に腱を介して付着している筋肉が収縮して骨を動かすことで、初めてさまざまな運動が可能になる。思い通りに筋肉を動員するには、脳から発せられた意思を信号として伝達する神経が必要で、さらに骨同士をしっかり結び付けている靱帯も重要である。

　骨と骨の結合部である関節が滑らかに動くために、摩擦係数が極めて低い軟骨が骨の表面を覆っている。これら骨、筋肉、神経、腱靱帯、軟骨を総称して運動器と呼んでいる。運動する器官というわけである。この器は消化器や循環器に使われている器と同義である。

　この運動器にさまざまな疾患や障害が発生することがある。一瞬で発生する骨折がある一方、何十年もかけて進行する慢性疾患もある。さらに、運動器の一部が喪失してしまう、切断という事態もありうる。

　これらの疾患により、支えて動くという人体にとって重要な機能が破綻し、身体のバランスが崩れ、転倒事故につながることも多い。転倒は心身にさまざまな問題をもたらすことから、その予防が大切で、杖をはじめとした歩行補助具は、その重要な役割の一端を担っている。

　以下本章では、杖の使用が必要となるような疾患・症状を取り上げ、それらの概要や障害の特徴、転倒予防のポイント、そして杖の選び方・使い方などを解説していく。

　まず本項では、脊椎・下肢の骨折について触れる。

疾患・障害の概要

①若年者の骨折

　骨は頑丈な組織で、脊椎でも下肢骨でも、数百キログラムの荷重に耐えられるだけの強度がある。正常な強度の骨を備えている若年者が、脊椎や下肢骨折を受傷するためには、尋常ではない大きな力が加わらなければならない。例えば、高所から落ちる、スキー中に猛烈なスピードで転倒する、オートバイで激しくぶつかる、などの高エネルギー外傷の場合に骨折する。

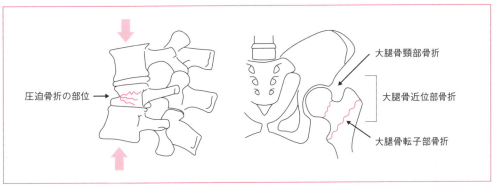

図3-1 脊椎圧迫骨折と大腿骨近位部骨折

②高齢者の脆弱性骨折

若年者とは対照的に、高齢者ではわずかな外力で骨折してしまうことがある。骨の強度が低下しているためである。加齢、ホルモンバランスの変化、および骨への負荷刺激の減少などにより、骨量（カルシウムなど骨のミネラル量）が減少していることが主な要因である。骨量減少により骨折しやすくなった骨に発生した骨折を、「脆弱性骨折」と呼ぶ。脊椎の椎体、大腿骨頸部と大腿骨転子部を合わせた名称である大腿骨近位部、および上肢の肩関節と手関節の骨折が脆弱性骨折部位の代表である。これらの部位には海綿骨が多いため、骨量の減少が緻密骨よりも早く進み、易骨折性となりやすい（図3-1）。現在50歳の女性の場合、亡くなるまでに骨折する確率は、脊椎骨折で37％、大腿骨近位部の骨折は22％と言われている。

一般には、ひどく痛いことで知られる骨折でありながら、脊椎圧迫骨折では痛み症状を欠くケースが少なくない。腰曲がりで病院を受診し、そこで初めて脊椎に圧迫骨折が生じていると知らされて驚く、という光景はよく見られる。本人が気づいていない骨折という意味で「いつの間にか骨折」とも呼ばれている。

③脊椎・下肢の骨折の治療法

脊椎圧迫骨折では、ほとんど保存的治療が選択される。ただし受傷後の安静臥床は長くても2週間程度にとどめ、誤嚥性肺炎などの合併症を防ぐと同時に、筋肉の衰えを最小限にするために、コルセットを装着して、できるだけ早く上半身をベッドから起こしてリハビリを始めることが大切である。

2012年の統計では日本で大腿骨近位部骨折の発生は175,700例であった。うち男性は37,600例、女性が138,100例と女性の発生件数は男性の約3.7倍であった[1]。大腿骨近位部骨折は脆弱性骨折の中で最重症に位置づけされる。その理由は、骨折を契機に急激に全身状態が悪化することがあり、生命予後まで左右するからである。

この骨折の治療方針の原則は手術療法である。全身状態が許す限り、骨接合術、あるいは人工骨頭置換術を行って痛みを取り去り、できるだけ早くベッドから起こし、車いすに乗せ、歩行練習を始める。このプロセスが重要なのは、脊椎圧迫骨折における理由と同じである。

B 転倒とそれに伴う障害の特徴

①多発しやすい脊椎圧迫骨折

　高齢者では、軽微な外力でも脊椎圧迫骨折が発生しやすいことは上記で述べたとおりである。もし転倒した後に腰痛を訴えれば、真っ先にこの骨折の受傷を疑ってX線を撮影する。高齢者が脊椎圧迫骨折を発生した場合、それはすなわち骨が脆弱であることを意味している。一度圧迫骨折を起こせば、骨折歴のない場合に比べ、他の椎体が骨折するリスクが4倍になるとされる。圧迫骨折の箇所が増えるに連れて、続発骨折のリスクが高まるので、多発圧迫骨折は珍しくない。複数の圧迫骨折が発生した場合、脊椎全体が後弯して円背を呈することがある。その場合、脊椎矢状面のアライメントが異常になり、転倒のリスクが高まると報告されている（本章3の変形性脊椎症の項を参照）。

②転倒は大腿骨近位部骨折の主原因

　大腿骨近位部骨折は、その原因の90％近くが転倒である。100回転ぶと、1回ないしは2回大腿骨近位部骨折を受傷するとのデータがある。特に横方向への転倒や、尻もちをつく形での後方転倒は、股関節の近くに直接的な衝撃が加わって、本骨折の受傷につながる危険性が高い。

　他部位（手関節や脊椎）に骨折既往があると大腿骨近位部骨折を受傷するリスクは1.5〜2.3倍となる。大腿骨近位部骨折を治療した患者を退院後に追跡したところ、反対側の大腿骨近位部骨折を13.8％の人が受傷したとの報告がある。しかも反対側の骨折は1年以内に36.1％、2年以内では65.1％が発生していて、初回の骨折後、早期に反対側の骨折を受傷する危険性が高い[2]。大腿骨近位部骨折の治療後の数年間は、格別の注意をもって転倒予防に努める必要がある。

C 転倒予防のポイント

①脊椎圧迫骨折後に生じた脊椎アライメント不良の改善

　脊椎圧迫骨折によって生じた脊椎後弯変形により重心が後方に移って不安定になるので、直立姿勢を保持するために、前方に重心を移動させる代償作用が働く。例えば膝関節を曲げ、骨盤を後傾させ、頭を前方に出す。この姿勢は、頸部、体幹から下肢にかけての筋肉を持続的に働かせる必要がある。その結果、筋肉の疲労や痛みを生じ、筋力の低下をきたす[3]。それに対し体幹筋、および大腿四頭筋をはじめとした下肢筋力を向上させるトレーニングは、転倒予防対策として有用である。

　後弯変形をできるだけ矯正し、さらなる圧迫骨折を予防するために、コルセットを処方することがある。コルセットにより、腰背痛が軽減し、体幹を支えることが楽になって、視線が上がったとの感想を聞く。ただし装着が長期に及んだ時には、体幹筋を衰えさせてしまうので、常時使用はせず、同時に筋力を維持するよう心がける。

②転倒予防のための自宅環境整備

　転倒の危険性を感じた場合には、自宅内の環境整備が必要である。つまずきやすい物品は

片付け、足元は明るくし、階段や廊下には手すりを設置する。

③大腿骨近位部骨折では受傷後早期の再骨折に注意

大腿骨近位部骨折の場合、術後1週間以内に歩行器で歩くことができれば、ほとんどの人（86％）は杖歩行で退院できるとされている。自力歩行の状態で退院しても、初回骨折は次の骨折受傷の危険因子であることを念頭において、転倒に注意しながら生活することが肝要である。骨折治療後の1年以内に起きる転倒、および骨折受傷の頻度は高く、また患側下肢に生じた筋力低下の回復には時間がかかるので、再骨折予防のために杖を持ったほうがよい。特に85歳以上で視力の障害があり、パーキンソン病などの神経疾患をもつ患者では、歩行補助具を使うことが望ましい。

④骨粗鬆症治療のすすめ

脊椎骨折、大腿骨頸部骨折ともに続発骨折のリスクが高いので、転倒を予防するとともに、骨粗鬆症対策を行うことが勧められる。例えば、2013年に骨粗鬆症治療薬として製造承認を取得したデノスマブを使用している約4,000人を3年間追跡調査したところ、骨密度の改善効果を認め、使わない群に比べ大腿骨近位部骨折の発生を40％抑制したと報告されている。

D 杖の選び方・使い方のポイント

①若年者が使う松葉杖

若年者が脊椎骨折や下肢骨折を受傷した場合には、十分な免荷が可能な松葉杖が適応になる。骨癒合が進み、T字杖でも問題ない状態になっても、大多数が松葉杖を使い続けるのは、使い慣れていることに加え、T字杖のイメージが高齢者に結びついているためであろうか。

②高齢者が杖を持つ時の注意

高齢者の圧迫骨折の場合、痛みが少なく、脊椎の変形が軽くて下肢の筋力が保たれていれば、T字杖を持つ。杖の長さは肘屈曲30度程度が適切である。ただし円背変形の場合には、スタンダードとされている長さより少し杖を長めにすることで、上半身を起こして、姿勢矯正に役立つ可能性がある。ただし無理に姿勢矯正をしたことで、腰痛を生じることがあり、注意が必要である。

高齢者が下肢の骨折を受傷した場合には治療後しばらくは骨折側に荷重することに不安を覚え、杖に頼りがちになる。グリップを持つ手に力がかかりすぎると、親指側を中心にしびれが生じる場合がある。これは手関節の掌側に正中神経が走っていて、強く杖のグリップを握ることでこの神経を圧迫した結果である。対策として、杖のグリップを太くして神経が走行している部位に圧力が集中することを防ぐ。杖の使い方のコツとして、時々グリップを握りなおして圧力がかかる掌の部位をずらすことを心がけるとよい。

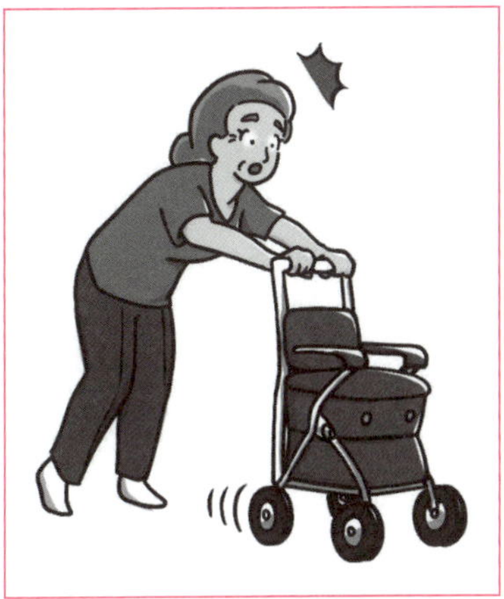

図3-2　シルバーカーが加速して危ない

③高齢者がシルバーカーを使うときの注意

杖は不安定で不安だと、シルバーカーや歩行器を選ぶ人も多い。シルバーカーは自力で歩ける人が対象の用具で、体重を支える力は弱く、推進力は自身の力である。立位も不安定な人がシルバーカーを使うと前方への加速がついて危険なことがあるので注意が必要である（図3-2）。

不適切な対応

スキーにより下腿骨折した若年者が、間違った松葉杖の使用により障害を抱えていた事例

下肢を骨折した時には骨折部が癒合して治癒するまでの間、患側下肢の免荷を強いられることがある。上肢筋力が強い若年者ならば、両側に松葉杖を持って患側を浮かして歩き、通学や通勤などの普段の生活に戻ることが可能である。ただし松葉杖を正しく使わないと上肢の神経や血管が圧迫を受けたことによる浮腫、しびれ症状などを生じることがある。

Kさんは21歳の男子大学生である。スキーで激しく転倒し、右の下腿骨折を受傷した。すぐにスキー場近くの病院を受診したところ、ギプス固定を施され、移動のために松葉杖を貸与された。この際、松葉杖を渡されただけで、使い方は指導されなかった。

帰京後に自宅近くの整形外科を受診した時、両側の前腕から遠位のしびれ症状や同部のむくみ感を訴えた。そこで医師から、実際に歩いてみるよう指示された。すると松葉杖の最上部（横木）を腋窩に押し付けて体重を支え、背中を丸めての歩行であった。これでは腋窩にある神経や血管が松葉杖で圧迫され、上肢の血行や神経に障害が出るのも当然と判断された。

直ちに正しい松葉杖の使い方として、松葉杖の最上部から腋窩まで3横指ほど離すこと、松葉杖は脇でしっかり挟むこと、グリップを固く持って懸垂して体重を支えること、およびなるべく垂直姿勢で歩くことなどを実地指導された。その結果、手の症状は消失した。

文献

1) 日本整形外科学会，日本骨折治療学会監，日本整形外科学会診療ガイドライン委員会／大腿骨頚部／転子部骨折診療ガイドライン策定委員会編：大腿骨頚部骨折／転子部骨折診療ガイドライン2021．南江堂，東京，p.7, 2021
2) Vochteloo AJH, Borger van der Burg BLS, Röling MA, et al.: Contralateral hip fractures and other osteoporosis-related fractures in hip fracture patients: incidence and risk factors. An observational cohort study of 1,299 patients. Arch Orthop Trauma Surg 132 (8): 1191-1197, 2012
3) Yamamoto Y, Nojima O, Banno T, et al.: Measuring muscle activity in the trunk, pelvis, and lower limb which are used to maintain standing posture in patients with adult spinal deformity, with focus on muscles that contract in the compensatory status. Global Spine J 13 (8): 2245-2254, 2023

2. 変形性股関節症・変形性膝関節症

黒柳 律雄
（よみうりランド慶友病院）

> **POINT**
> 下肢関節に生じる変形性関節症では、下肢の筋力低下による転倒リスクをもたらす。
> 減量や筋力トレーニングによる運動療法などを取り入れつつ、関節への負荷を軽減するために杖も活用したい。

A 疾患・障害の概要

①変形性関節症における一般的な形態的変化

変形性関節症は、小関節から大関節まで、人体のあらゆる関節に生じる可能性があり、発症からの経過、症状およびX線検査の所見を総合して変形性関節症と診断される。

本疾患は多くの場合、壮年期から老年期にかけて発症し、次のような経過をたどる。初期に関節への力学的、生物学的な要因が加わり、軟骨が変性して薄くなる。さらに進行すると軟骨が消失してしまう。単純X線では、骨と骨の間にある軟骨スペースが狭小化し、遂には骨と骨が接触する。この過程をわかりやすく「軟骨がすり減る」と表現されることもある。

関節近傍の骨の縁に、小さく棘状に突出する骨棘が形成され、体重を受けている部分が硬化して白くなり、ステージが進むと骨が欠けてゆく。特に股関節においては、本来は球形をした大腿骨の骨頭が、ラグビーボール状に変形し、また骨に穴が開いたような骨囊胞を形成するようになる。

②変形性股関節症・変形性膝関節症の症状

下肢関節に生じた変形性関節症の症状としては、疼痛と可動域制限が代表的なものである。「ボキボキ」「ゴリゴリ」という軋轢音が聞かれることもある。さらに炎症が加わると、痛みが増強し、関節内に水が貯留することもある。痛みのために荷重が困難になり、積極的な運動が行えず、その結果、関節周囲の筋肉、ひいては患側下肢全体の筋肉が萎縮する。

③変形性股関節症・変形性膝関節症の有病率

日本における変形性膝関節症の有病率は、ROAD study（運動器疾患のコホート研究）で得られた推計では、40歳以上の男性で42.0％、女性で61.5％であり、患者数は2,530万人（男性860万人、女性1,670万人）とされている。40歳以下で変形性関節症が発症するのは特殊な場合（外傷や、化膿性関節炎後など）のみである。それだけ高齢者に偏った疾患で、年齢とともに有病率が上昇し、80歳以上では男性の50％以上、女性では80％以上が変形性膝関節症に罹患していると推定されている。一方、変形性股関節症は、変形性膝関節症に比べてはるかに少なく、有病率は1.0～4.3％と推定されていて、やはり女性（2.0～7.5％）が男性（0～2.0％）より多い[1]。

④外科的治療法

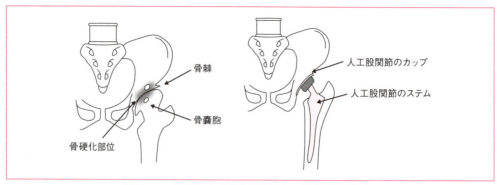

図3-3 変形した左股関節と人工股関節置換術

　高度に関節の変形を認める末期状態で、痛みが強く、歩行が困難で、易転倒性が出現すれば手術治療が適応となり、その方法としては変形性股関節症・変形性膝関節症ともに人工関節置換術が主流である（図3-3）。かつては人工股関節の耐久性が短かったために70歳代以降にしか行えないとされていた人工関節手術が、材質の進歩と手術方法の向上により成績が安定し、最近はもっと若い年齢の患者でも受けられるようになった。この手術を受ける年齢の若年化は、特に人工股関節置換術において顕著である。

B 転倒とそれに伴う障害の特徴

　変形性股関節症および変形性膝関節症に伴う痛み、可動域制限、下肢の筋力低下は転倒のリスクになりうる。

①変形性股関節症における転倒の頻度、原因および転倒に伴う障害

　変形性股関節症と転倒との関係についての研究がある。有症状の末期変形性股関節症患者で、人工股関節手術を予定されている女性153人が選ばれ、健常女性112人が対照とされた。ともに平均年齢は64歳である。過去1年間の転倒は、変形性股関節症群で46人（30.1％）、健常群では14人（12.5％）と有意の差をもって変形性股関節症患者で転倒頻度が多かった。転倒の状況は、つまずきが20件（43.5％）、バランスを崩した場合が17件（37.0％）と続いていた。転倒の方向としては、前方転倒（45.7％）が側方転倒（37.0％）や後方転倒（17.4％）を上回っていた。

　転倒により6例（13.0％）の骨折（大腿骨骨折は1例）が発生している。変形性股関節症患者に特有の転倒要因として、患側の下肢を引きずるように歩く跛行、膝関節伸展筋力の低下、そして患側足関節の可動域制限が浮かび上がった。自らが意図したほどに足のつま先が上がらないためにつまずいて、前方や側方に転んだと推測される[2]。

　大腿骨近位部骨折については、変形性股関節症患者のほうが健常者より多少有利かもしれない。大腿骨の近位部が骨硬化（骨密度が上昇している）している場合が多く、健常高齢者よりも大腿骨近位部骨折を受傷する頻度が少ないとの報告がいくつかある。

②変形性膝関節症における転倒の頻度およびその原因

変形性膝関節症についても変形性股関節症と同様に、人工膝関節置換手術が予定されている末期の患者を対象にした研究がある。過去半年間に転倒した転倒群（47例）と、転倒歴のない非転倒群（212例）を比較検討した結果、転倒の要因として歩行速度の低下と背部痛が抽出された。

変形性膝関節症では進行期から末期にかけて内反変形（O脚変形）となることが多い。変形が重度になり、内外側を支える靭帯が緩むことで、歩行立脚初期に膝が外側に動揺するスラスト現象が観察される。頻度は少ないが外反変形（X脚変形）でも歩行中に、内側動揺現象がある。このように歩行中に観察される膝関節の不安定性が、転倒につながる可能性がある。

転倒予防のポイント

①まずは減量を

変形性股関節症、変形性膝関節症の患者が、症状の改善、変形の悪化防止、ひいては転倒を予防するために率先して行うべきことは減量である。体重が減っただけで関節痛が軽くなったと言う人は多い。

②運動療法の方法と効果

変形性股関節症、変形性膝関節症ともに、体幹から下肢にかけての筋力低下を生じる。筋力を向上させる取り組みは、転倒予防策としての効果がある。さらに筋力トレーニングは、関節の安定化、除痛、関節可動域の拡大などの効果も期待でき、ADLの改善にもつながる。

実際の訓練では、関節周囲筋をターゲットにすることがポイントである。変形性股関節症の場合には、股関節の外転筋（中殿筋など）、伸展筋（大殿筋など）、変形性膝関節症では、50歳以上で衰えが顕著となる伸展筋（大腿四頭筋など）を鍛えるプログラムを組むとよい。荷重関節という疾患の特性から、陸上でランニングやウォーキング運動を過度に行うことは、かえって関節を痛める可能性がある。筋力増強目的のレジスタンストレーニングも、臥位や座位での非荷重の状況で実施する。

プールが身近にあれば、水中運動が勧められる。浮力により、関節への負担は激減するので、痛みを感じずにウォーキングが実施できる。筋力が増大するとともに、全身のコンディショニングおよび健康増進にも役立つ。

③動揺膝への対処

変形性膝関節症において、荷重時に膝関節が内・外側に動揺する場合には、外側（内側）を高くした外側楔状足底版を使い、サポーターや膝装具を装着して動揺性を抑制することにより、除痛効果と安定性が得られる。

D 杖の選び方・使い方のポイント

①杖による関節負荷軽減の効果

下肢荷重関節にとって杖の使用による最大のメリットは、関節への負荷が減ることにある

と考える。では杖を使用した場合に、本当に負荷が軽減しているのか、それはどの程度なのか、関節内に圧センサーを仕込むことで検証した研究がある。罹患股関節と反対側に杖を持って歩いた場合には、関節内圧力が術後7ヵ月の時点で関節内の部位によっては6.51MPa（1cm²に66.4kgの力が加わっている状態）から3.88MPa（1cm²当たり39.6kgの力）に減少した。すなわち約40％もの関節内圧低下につながったのである。そのため健側で杖を持つことは、変形の進行を遅らせられる可能性が高い[3]。一方、この研究では同側に杖を持った場合、かえって圧力が上昇したと

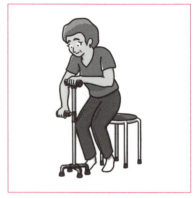

図3-4　立ち上がりが容易なハンドルが付いた多点杖

いうデータも得られている。関節痛がある人はもちろん、諸事情で手術をできるだけ先延ばししたいと考えている人にとっても、杖をつくことが勧められる。

　使う杖の種類によって罹患関節の負荷軽減度が違う。T字杖に多くの体重をかけることは困難につき、痛みが強く罹患関節への負担を減らしたいときには、松葉杖かロフストランドクラッチが適応となる。

②立ち上がり時の転倒を防止する杖

　椅子から立ち上がる、あるいはベッドに端座した状態から立ち上がった時にバランスを崩して転倒する事例が多いのはよく知られている。その理由は、変形性関節症により両側の下肢に均等に体重がかけられないこと、下肢筋力が減弱していること、さらに高齢者では立ちくらみ（起立性低血圧）が多いことなどが挙げられる。T字杖にハンドルをつけて、片手だけではなく両手の支持を得られる製品が販売されている（図3-4）。多点杖であれば、さらに安心して立ち上がり動作ができる。

③両側関節の罹患例は歩行器（車）を選択

　両側の変形性膝関節症で下肢筋力の低下が著しい患者では、両側の手に杖を持つという選択もある。しかしこの場合、手で荷物を持つことができなくなるのでリュックサック型のバッグを使用する。このように杖では日常の生活が不便につき、安定するので安心と歩行器（車）を選ぶ人も多い。

不適切な対応

変形性股関節症による痛みの原因を自己判断で他の疾患と思いこみ、間違った対応をしていた事例

　当事者には、痛みの発生源がわからない場合は多い。特に過去に痛みを誘発する病名を言われていると、新たに発生した痛みもその疾患由来のものと考えて、不適切な対応をとってしまうことがある。

　Tさんは82歳の男性。70歳代前半に、腰痛と下肢痛に対して、腰部脊柱管狭窄症と診断された。その後症状が消失。しかし80歳を超えた頃から右臀部の痛みと右大腿後面の違和

感を覚えるようになった。腰部脊柱管狭窄症の症状が再発したのだと自己判断し、右手にT字杖を持って歩き、鎮痛剤はかかりつけの内科医院からもらっていた。

　82歳の夏に入院した際、身体所見から脊柱管狭窄症の診断に疑問が持たれ、股関節の単純X線検査を受けた結果、右の変形性股関節症と診断された。片側の関節が罹患している場合、本文Dで述べたように、どちら側の手に杖を持つかは重要である。Tさんの場合も自己判断で痛みのある側の右側に杖を持っていたので反対側の左側に持つよう指導され、下肢筋力をつけるトレーニングを受けた。その結果、症状が軽快して自宅退院ができた。

文献

1) 日本整形外科学会，日本股関節学会監，変形性股関節症診療ガイドライン委員会，変形性股関節診療ガイドライン策定委員会編：変形性股関節症診療ガイドライン．南江堂, 東京, p.10, 2016
2) Ikutomo H, Nagai K, Tagomori K, et al. : Incidence and risk factors for falls in women with end-stage hip osteoarthritis. J Geriatr Phys Ther 42 (3) : 161-166, 2019
3) McGibbon CA, Krebs DE, Mann RW : In vivo hip pressure during cane and load-carrying gait. Arthritis Care Res 10 (5) : 300-307, 1997

杖百景 10

スフィンクスの謎々と杖

　スフィンクスは、エジプトなどの神殿・王宮墳墓などを守護する人頭獅子身の巨大な石像。ギザのピラミッドのそばにある大スフィンクスがよく知られている。

　ギリシア神話では、怪物スフィンクスとして、登場する。古代都市テーベの岩山フェキオン山に居て、通りかかる旅人に謎々を出していた。「朝は4本足、昼は2本足、夜は3本足。この生き物は何か？」というもの。答えられない旅人はスフィンクスに食べられてしまっていた。

　謎々の正解は人間。朝、昼、夜は人間の一生を比喩的に表現したもの。赤ん坊の頃は四つん這い、やがて成長すると2本足で立ち歩き、老人になると杖を突くので3本足になるというもの。ある時、賢い旅人（オイディプス）が正解を答えると、スフィンクスは崖から身を投げてしまったという。

　世界で最も古くて有名な謎々とされており、杖がポイントとなっている。

3. 変形性脊椎症・腰部脊柱管狭窄症

黒柳 律雄
（よみうりランド慶友病院）

> **POINT** 脊椎アライメントに異常が生じ、バランス不良へとつながるため転倒の可能性も高まる。
> 腰部脊柱管狭窄症では装具療法や手術が転倒予防につながるが、患者の状況に応じた杖の導入で歩行の安定性を高めたい。

A 疾患・障害の概要

①変形性脊椎症における形態的変化

　脊椎の中でも動きの大きな頸椎と腰椎に変形性脊椎症が高頻度で生じる。この疾患は椎間板の変性で始まることが多く、単純X線では椎体と椎体の間を占める椎間板スペースが狭くなって見える。椎体の辺縁における骨棘（骨の棘状の出っぱり）が続いて出現する。これらの過程の主因は加齢とされ、高齢になればなるほど、X線上で変形性脊椎症所見を呈する人は多くなる。

　正常な腰椎は、矢状面で前方に弯曲している。脊椎に変性変化が生じることで、この前弯カーブが消えて直線状になり、極端な場合には反対側のカーブ（後弯）を形成し、背中が丸い姿勢になる。椎体に圧迫骨折が生じると、さらに重度の後弯姿勢となる。加えて上下の椎体が前後方向にずれる現象、すなわちすべり症が生じる場合がある。通常は上にある椎体が下の椎体に対して相対的に前方に移動する前方すべりだが、後方にすべる場合もある。

②腰部脊柱管狭窄症の病態と症状の特徴

　脊柱管狭窄症とは、脊椎の中にある神経（脊髄）の通り道である脊柱管が文字どおり狭窄した病態である。脊柱管が狭くなるには、多くの場合、変形性脊椎症が関係していて、変性した椎間板や骨棘が脊柱管内に張り出し、ここにすべり症が加われば、その部位で脊柱管が屈曲を強要され、より狭くなる。生まれつき脊柱管が狭い、あるいは靭帯の肥厚なども関係した複合的要因により脊柱管狭窄症は発生する（図3-5）。

　腰椎の脊柱管内に通っている神経の束は、馬の尻尾のような見かけから馬尾と呼ばれている。腰部脊柱管狭窄症の主たる症状は、周囲から圧迫を受けている馬尾が関与した臀部痛、下肢痛、疲労感である。歩行中に下肢の痛みやしびれが強くなり、休憩して前かがみ姿勢をとることで症状が消え、また歩行が再開できるという「間欠性跛行」と呼ばれる症状が出現している場合、脊柱管狭窄症である可能性が高い[1]。

③腰部脊柱管狭窄症の治療

　腰部脊柱管狭窄症では神経に関連した血流障害も症状に関係するとされ、治療薬として血行改善薬が用いられる。その他、ブロック療法、コルセット療法も効果がある。こうした保存的治療にかかわらず、神経症状が進行性の場合には、手術療法が勧められる。

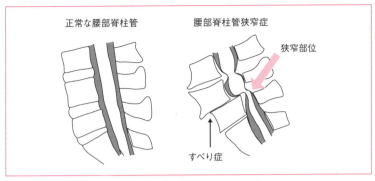

図3-5　腰部脊柱管狭窄症

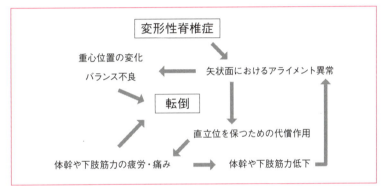

図3-6　変形性脊椎症に伴うアライメント不良、筋力低下と転倒との関係

B 転倒とそれに伴う障害の特徴

①変形性脊椎症による脊椎アライメント異常と転倒

　変形性脊椎症では、正常では矢状面でS状を呈する脊椎アライメントに胸椎から腰椎にかけて後弯が増強された異常が生じることがある。冠状面でも、本来なら直線状であるべき背骨が、左右にカーブを描いた側弯変形を呈することもある。こうしたアライメント異常があると、重心が本来の位置から多くの場合前方に、まれに後方に移動して、バランスが不良になり、転倒しやすくなる[2]。

　骨折とアライメント異常との関係を調べた最近の研究がある。アライメントの指標を測定するために、X線の立位全脊柱側面像を使う。第7頸椎から地面に向かって垂直線を下ろして得られるSVA（sagital vertical axis）という指標があり、体幹が前方にシフトしていると、この値が大きくなる。転倒により前腕骨折を受傷した人たちを調べると、この指標値が大きいアライメント不良を呈する人が多いという結果であった。

②変形性脊椎症に伴う体幹の可動性制限と転倒

　このような姿勢異常に加え、変形性脊椎症では体幹の前屈運動や後屈運動の範囲が狭くなる。いわゆる「体が固くなった」状態となる。さらに後弯変形を呈した高齢者では、脊椎の伸展筋力が低下していることが知られている。転倒を経験した人では非経験者に比べて、握力や脊椎を伸展する筋力が有意に低下しているとの報告がある[3]（図3-6）。

③腰部脊柱管狭窄症による下肢神経障害と転倒

典型的な腰部脊柱管狭窄症の患者では、歩行時に特徴的な間歇性跛行が出現する。病状の進行とともに、歩き始めから休憩までの距離が短縮し、歩行距離全体が短くなる。その結果、体幹や下肢の筋力が廃用性に衰える。下肢の神経症状が進んで、しびれなどの感覚障害や運動麻痺をきたせば、特に風呂場のような滑りやすいところで転倒しやすくなる。神経因性膀胱を合併する頻度も多く、頻尿などの排尿障害を呈すれば、トイレ動作に関連した転倒が増える。

転倒予防のポイント

①脊椎アライメント異常を矯正するための運動療法

変形性脊椎症による脊椎矢状面での後弯変形を代表とするアライメント異常が、転倒に関係していることがわかっている。このアライメント異常を矯正する手段として、運動療法が試みられている。例えば平均年齢70.6歳の男女99人に背筋の筋力訓練と姿勢運動を6ヵ月以上続けてもらったところ、アライメントが改善したとの報告がある。また、体幹の可動域制限も転倒のリスクにつながることから改善のために、脊椎の背側方向へのストレッチングと体幹筋のレジスタンストレーニングを組み合わせて行ったところ、アライメントを正常方向に戻すことができたとの報告もある。それでもバランスの障害が強ければ、転倒予防のために歩行補助具を活用する。

②腰部脊柱管狭窄症の装具療法

腰部脊柱管狭窄症では、下肢痛のために休み休みの間歇性歩行になっても、自転車に乗ったり、自転車を引っ張ったりしている時には症状が出ずに遠距離を移動できると言う人は多い。この時、身体は前屈の姿勢をとっている。体幹前屈時には、脊柱管が広がって神経圧迫が緩むので痛みなどの症状が出ないという理屈である。そこで半強制的に常時体幹を屈曲させるコルセットを装着することで症状が緩和し、長い歩行にも耐えられるようになる。

③腰部脊柱管狭窄症の下肢神経障害に対する手術的治療と術後の転倒

さまざまな保存療法を行っても下肢神経症状が継続、ないしは進行する場合には手術が勧められる。痛みがなくなり、歩行能力やバランス能力が改善する。その一方で、手術後の1年間で30％以上の人が転倒しているとの報告がある。手術後に転倒した人たちは、非転倒者に比べ、足関節を背屈してつま先を上げる動作を担う前脛骨筋の筋力が低下していて、歩行速度が遅いとの知見が得られている。

手術を受けて症状が軽減しても、筋力の回復には時間がかかるため、術前から筋力トレーニングを行うことが勧められている。ただし、痛みなどの症状がある状態でのトレーニングは困難である。そこで、次のような研究を参照したい。脊柱管狭窄症患者（65歳から74歳）に水中運動と水中ジョギングを合わせた水中運動を12週間行わせたところ、背筋や下肢の筋力が向上し、足関節の可動域も広がったとの報告で、水中運動は腰部への負担が小さく、効率的に筋力をつけるにはよい方法である

第3章　運動器疾患、フレイル・サルコペニア、肢体不自由児における杖の選択と使い方

D 杖の選び方・使い方のポイント

①変形性脊椎症患者が杖を使うときの注意

　変形性脊椎症に伴う腰背痛が強い場合、あるいは脊椎アライメント不良に伴い重心が前方にある場合にはまずはT字杖を使うことが勧められる。ただし、杖に体重をかけすぎると、手や肩に痛みを生じることがある。この予防のために掌にフィットするグリップを選ぶとよい。もし杖が滑ってしまえば一緒に転倒してしまう危険があるので、杖先には滑りにくい素材が使われた杖を選ぶ。その点、多点杖は安定した支えを提供してくれる。さらに多くの体重を杖に預けたいときには、松葉杖や歩行器の使用を考えるべきである。

　歩行が自立していて活動的な高齢者では、2本のポールを両手で持って歩く、ポール・ウォーキングに取り組むのもよい。ポールが支持することで、腰や膝への負担が軽減し、バランスを維持した歩きができる。繰り返し行うことで歩幅が大きくなり、姿勢の矯正も得られたとの報告がある。

②腰部脊柱管狭窄症患者の杖

　腰部脊柱管狭窄症の場合には、体幹の前屈を促すような少し短めに調整した杖が神経圧迫の軽減を得られるので、歩行が楽になることがある（図3-7）。ただし、杖を使う本人が不快に感じるような短さでは歩行の役にたたない。適正な杖の長さに調節するとよい。さらに下肢に感覚障害を生じている場合には不安定で極めて転びやすくなる。そのような場合は両手に杖を持つことも1つの手段だが、さらに安定性の高い歩行器（車）を使用するほうが適切かもしれない。

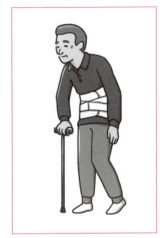

図3-7　脊柱管狭窄症患者がコルセットをして、短めの杖を使う姿

E 不適切な対応

手術適応と考えられる腰部脊柱管狭窄症の患者が、手術を望まず易転倒性となった事例

　腰部脊柱管狭窄症に対する手術療法の適応基準が明確に決まっているわけではない。ただし下肢に感覚障害や麻痺などの神経症状が出現し、しかも進行性の場合は、神経を圧迫から救うための手術の適用例と考える。

　Sさんは72歳の男性で、高度の腰部脊柱管狭窄がある。約50m歩くと両側の大腿から下腿の後面に痛みが生じて、それ以上歩くことができず一休みする。約30秒も休憩するとまた歩くことが可能になるといった、典型的な間歇性跛行症状を呈している。足部のしびれ感を覚え、足関節より遠位に、触覚と位置覚の低下があると診断されている。

　実は間歇性跛行症状が出現して歩行距離が短縮してきた頃から、主治医より強く手術を勧められていたが、心臓に持病を持つこともあって、手術に対する恐怖が強く、受けない方針を貫いてきた。

最近、歩行時バランス障害により転倒を繰り返すようになり、歩行補助具を使うようアドバイスされた。片側のT字杖では支持力が不十分だったので、シルバーカーを導入した。シルバーカーで歩いている時、下りの坂道と気づかずシルバーカーが速く走り始めた。下肢の力が落ちているので追いつかず、前のめりになって慌ててブレーキをかけ、転倒をまぬがれた。行く先の道路状況によってはシルバーカーを使わない選択をすべきである。

文献

1) 日本整形外科学会，日本脊椎脊髄病学会監，日本整形外科学会診療ガイドライン委員会/腰部脊柱管狭窄症診療ガイドライン策定委員会編：腰部脊柱管狭窄症診療ガイドライン．南江堂，東京，p.5-6, 2021
2) Imagama S, Ito Z, Wakao N, et al.：Influence of spinal sagittal alignment, body balance, muscle strength, and physical ability on falling of middle-aged and elderly males. Eur Spine J 22（6）：1346-1353, 2013
3) Ishikawa Y, Miyakoshi N, Hongo M, et al.：Relationships among spinal mobility and sagittal alignment of spine and lower extremity to quality of life and risk of falls. Gait Posture 53：98-103, 2017

杖百景 11　ヤマトタケルと杖突坂と芭蕉

　杖突坂（杖衝坂）は、三重県四日市市采女の旧東海道にある急坂。ヤマトタケル（『日本書紀』では日本武尊（やまとたけるのみこと）、『古事記』では倭健命〈ヤマトタケルノミコト〉と表記。実在の人物ではなく、英雄伝説とされる）が東征の帰途、伊吹山の荒神との戦いで傷つき、病に倒れ、その弱り切ったからだで大和帰還を目指す途中、この急勾配〔距離約100m、比高（ある地域内の2地点間の高さの差）約20m〕の坂を剣を杖代わりにして登ったという伝説から、この名がある。

　「吾足三重勾丙甚疲」（『古事記』、わがあしは みえのまがりのごとくして はなはだつかれたり）と、「三重」県の名前の由来ともされる。

　そして、江戸期（1687年）、俳聖・松尾芭蕉が紀行『笈の小文』の道中、故郷の伊賀上野への帰路、この坂を乗馬で登ったところ、落馬の憂き目に遭い、「徒歩ならば 杖突坂を 落馬かな」と、季語のない句を詠み、句碑が建立された（1756年）。ヤマトタケルと芭蕉に思いを馳せながら、この坂で杖を突きつつ登るのも一興だろう。

4. 関節リウマチ

黒柳 律雄
(よみうりランド慶友病院)

POINT 下肢関節の腫脹や痛み、骨粗鬆症が関節リウマチ患者の転倒や骨折の原因となることが多い。手指・手関節が障害される患者も多く杖の導入にも注意を要するが、プラットホーム杖なども活用したい。

A 疾患・障害の概要

①関節リウマチの病態

　関節リウマチは自己免疫疾患の1つである。自己免疫疾患とは、自らの正常な細胞や組織を外来の異物と同じように認識してしまい、異常な免疫細胞が自己抗体を製造して攻撃することにより発症する疾患群の呼称である。関節リウマチは、特定の臓器に限らず多数の臓器に障害をもたらす臓器非特異的自己免疫疾患に分類されるが、主たる標的臓器は全身の関節である。

　本疾病の関節内で起きていることを概説する。関節の滑膜が慢性的な炎症により、細胞増殖して多層化する。増殖した滑膜細胞は他の細胞とともに、パンヌスと言われる細胞集団を形成して、軟骨や骨に入り込み、じわじわと壊していく。パンヌスの最前線では、破骨細胞と呼ばれる細胞が骨を溶解、吸収し、さらに滑膜細胞や軟骨細胞から出される蛋白分解酵素により、軟骨が破壊されてゆく(図3-8)。

②関節リウマチの症状

　関節周囲に熱感、疼痛、発赤などが出現し、下肢の関節が罹患すれば、荷重が困難になり、可動域が制限され、移動に支障が出る。上肢関節が罹患すればADL低下は避けられない。

③関節リウマチの患者数

　本邦の関節リウマチ患者は約60万人いると推定されている。女性の有病率が高く、男性

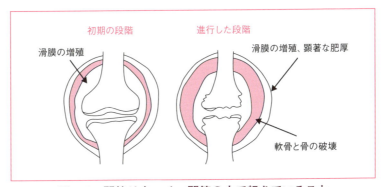

図3-8　関節リウマチ　関節の中で起きていること

の約3倍である。かつては、40歳代から50歳代に発症のピークがあったために、中年期の疾患とされていたが、最近は60歳代に発症する人が最多になり、70歳代での発症も増えている。

④関節リウマチの治療

関節の破壊が進行した場合、元に戻すことは極めて困難になるので、早期診断と早期治療の重要性が強調されている。関節リウマチは、かつては有効な薬がなく、不治の病と言われたこともあった。しかし最近はさまざまな新薬が開発されている。本邦では2003年にそのうちのひとつである生物学的製剤が導入された。この薬は、炎症を引き起こすサイトカインをブロックすることで、発症早期に疾患活動性を抑制し、関節破壊を防止する効果を持つ。その結果、今では、関節リウマチは完治できないにしても、症状が消失して一見治ったかのように見える寛解という状態を期待できる疾患に変わった[1]。ただし罹病期間が長く、関節破壊が進んでしまった場合には、人工関節置換術などの手術適応がある。

B 転倒とそれに伴う障害の特徴

①関節リウマチ患者の転倒頻度および転倒の要因

関節リウマチの患者では、転倒頻度が高いことが知られている。イギリスで行われた、535人の関節リウマチ患者を1年間追跡した前向き研究では、195人（36.4％）が転倒し、そのうち2回以上転倒した複数回転倒者は101人であった。転倒の要因として、過去の転倒歴が最も関係しており、下肢関節の腫脹・圧痛の数、向精神薬の服用がそれに続いていた[2]。日本で行われた研究である。平均年齢64.1歳のリウマチ患者80人を1年間追跡調査したところ、40人（50％）が1回以上転倒し、骨折が2件発生していた。転倒した患者では非転倒者に比べ、関節の腫脹が強く、降圧剤や利尿剤を多く使っていて、バランステストでも劣っていた[3]。

以上2つの研究ともに、転倒の危険因子として下肢関節の腫脹と痛みが挙げられ、使用中の薬剤の関与が示唆されている。

関節リウマチ患者では、筋肉量が減少し、相対的に身体の脂肪量が増加していることが多い。脂肪量増加と動脈壁硬化の進展が関連して、下肢血流動態に影響を与え、浮腫の発生やしびれ症状をきたすことがあり、これらも転倒のリスク要因となる。

②高率に罹患する骨粗鬆症およびそれに伴う骨折

関節リウマチ患者では、健常者に比して高率に骨粗鬆症が合併する。局所的には、炎症の影響で関節近傍の骨が萎縮する。全身的には、特に大腿骨や下腿骨などの荷重骨では、身体活動量の低下に伴う筋肉量減少により、骨粗鬆症が誘発される。さらに重度炎症に対して使用されているステロイドには、骨形成抑制作用と、腸管からのカルシウム吸収抑制作用などがあって、その結果、長期服用者では骨量が減少する。経口ステロイド薬使用者の骨折リスクは非使用者の1.6倍というデータがある。

関節リウマチ患者の骨折部位は、脆弱性骨折の部位が当てはまる。すなわち脊椎圧迫骨折が最も多く、次いで大腿骨近位部骨折、手関節の骨折の順である。

第3章　運動器疾患、フレイル・サルコペニア、肢体不自由児における杖の選択と使い方

 転倒予防のポイント

①薬剤数を必要最小限に

　関節リウマチの炎症をコントロールするための抗リウマチ薬、および不眠症や高血圧症などの合併症に対して使われている薬剤は転倒のリスク要因なので、患者と担当医が相談し、必要最小限にとどめることが大切である。

②運動療法を推奨

　関節リウマチ患者にサルコペニアの診断基準（本章8. フレイル・サルコペニアの項を参照）を当てはめてみると、全患者では37％、65歳以上に限れば51％がサルコペニアと判定されたとの報告がある。一般の高齢者の場合には、65歳以上で5〜13％なので、関節リウマチ患者のサルコペニアの合併率は極めて高いと言える。主な要因は、関節の痛みや可動域制限などに伴う活動性の低下である。

　このような状況を踏まえて本疾患の初期段階から、筋肉減少防止の目的で、運動療法を開始することが推奨される。たとえ関節の破壊が進んでも、筋力増強運動は、疾病活動性を悪化させるどころか、むしろ低下させる方向に働き、疲労を軽減させ、身体機能の改善をもたらすとの報告が多く出されている。バランスを向上させる運動も併せて行えば、さらに効果的な転倒予防策となる。

　上下肢に多発性の関節障害がある場合には、関節への負担を軽減しつつ動きが可能な水中運動が勧められる。浮力により関節にかかる負荷が減り、その分自由に筋肉を働かせる。温水プールであれば、四肢末梢の血流改善にもつながる。全身運動のため、食欲が増進し、タンパク質の摂取が多くなり、栄養状態の改善も期待できる。

③歩行補助具と装具を活用

　普段の歩行に不安がある場合には歩行補助具を上手に活用する。膝や足の関節破壊が進んでしまい、不安定になった時には、適切な装具を装着する。重度の関節破壊に至り、歩行の障害が強い場合には、手術療法（人工関節置換術など）を選択する。

④骨粗鬆症治療薬の使用

　関節リウマチ患者が転倒した場合、骨折を受傷するリスクが高いことがわかっている。骨粗鬆症がその背景にあるので、骨折予防のために、積極的に骨粗鬆症治療薬を使うべきである。特にステロイドを用いざるをえないケースでは、同時に骨粗鬆症薬も開始することが望ましい。

 杖の選び方・使い方のポイント

下肢の関節のみではなく上肢の関節も保護する杖を選択

　関節リウマチによる活動性の下肢関節炎症が主症状で、上肢関節に問題がなければ、痛みを緩和し、関節破壊の進展を防止するために、杖による関節負担の軽減を考慮する。また杖は安定した歩行が得られるよい手段である。

　しかし実際には、関節リウマチの患者においては、手指のこわばり、手指と手関節の痛み、

および腫脹などの上肢症状から発症する場合がほとんどである。発症から長期間が経過した患者では、手指と手関節に変形と機能障害をきたしていることが多い。上肢の関節に障害があれば、関節を保護するために、杖の選択は慎重でありたい。手の障害が強ければ、T字杖のように手で握るタイプは避けることが望ましい。使用する場合でも、グリップは太く、重量はできるだけ軽くするなどの工夫が必要である。

リウマチ杖とも称される「プラットホームクラッチ」は前腕で杖を保持するので、手関節や肘関節への負担が少ない（図3-9）。さらに下肢の障害が強く、荷重歩行が困難な場合には、両側の前腕をアームレストに乗せて体重を預けることが可能な歩行車が上肢保護の観点から選択肢に入る。

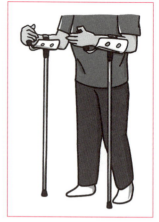

図3-9　プラットホームクラッチ（リウマチ杖）の使用

E　不適切な対応

生物学的製剤により関節痛が軽減したので杖なしで歩いたところ、下肢筋力の低下が原因で転倒した事例

　Mさんは52歳の女性である。45歳の時、近くのクリニックで関節リウマチの疑いと診断され、消炎鎮痛剤を処方され、経過を見ていたが、関節炎の部位が徐々に増えてきた。そこで専門医がいる総合病院に紹介され、初めて関節リウマチと確定診断された。MTX（メトトレキサート）の服用により、関節の痛みと腫脹が抑えられた。関節炎が強くなると同薬の量を増やして対応してきた。しかし最大許容量を使ってもなかなか痛みが取れない時期がやってきた。

　生物学的製剤の使用を勧められたが、聞きなれない薬で副作用も怖いと断ってきた。指にはスワンネック変形が出現し、膝関節の痛みにより、杖なしでは歩行が困難になった。この杖も疾病の始まった当初はT字杖を使っていたが、手関節や手指に障害が生じ、肘関節にも炎症が及んだことで、前腕全体で体重を支えられるロフストランドクラッチに変更した。

　そこで思い切って生物学的製剤の使用に踏み切ったところ、使用早期から炎症が抑えられ、痛みが軽減した。ある日、玄関に杖を置いて、急いで外に出ようとして転んでしまった。それ以前、何ヵ月も下肢の痛みが続いて歩行せず、そのため下肢の筋肉が衰えていて、わずかな段差でもつまずいて前方に転倒したのだ。しばらくは杖を使いつづけ、その間に下肢の筋力をつけ、安全に歩けることが確認できたところで杖を手放す予定である。関節の障害と下肢筋力低下をきたしている関節リウマチの患者では、関節保護の観点ばかりではなく筋力低下に応じて杖使用を考慮する必要がある。

文献

1) 宮坂信之:関節リウマチ.日本内科学会誌 104(10):2110-2117, 2015
2) Stanmore EK, Oldham J, Skelton DA, et al.: Risk factors for falls in adults with rheumatoid arthritis: a prospective study. Arthritis Care Res 65(8): 1251-1258, 2013
3) Hayashibara M, Hagino H, Katagiri H, et al.: Incidence and risk factors of falling in ambulatory patients with rheumatoid arthritis: a prospective 1-year study. Osteoporos Int 21(11): 1825-1833, 2010

杖百景 12

正倉院の杖

　正倉院は、奈良市にある東大寺仏殿の北西に位置する校倉造の大規模な正倉（高床建築）。756年前後の建立とされている。聖武天皇や光明皇后の遺品をはじめ、奈良時代の多数の仏具、調度品、美術工芸品などが収蔵されている。

　正倉院には、椿の枝で作られた卯杖（邪気を払う杖）が納められている。元々、椿は霊力の高いものとされ、正月に神を迎えるために椿を用いる地域もある。卯杖は、正月初の卯の日に霊気を払う意味で地面を叩くために用いられたようで、古くは『日本書紀』『枕草子』などにも記載がある。

　「呉竹鞘杖刀」は、正倉院にある杖刀の筆頭に挙げられるもので、木製の鞘を竹で包んで杖に刀身を収めた、仕込み杖である。刀身に七星、三星、雲形の金象嵌などがあり、いわゆる七星剣の一つ。刀長二尺一寸一分（64.3cm）でわずかに反りを有する。

　古代の風格と歴史が形となった杖である。

5. 下肢の切断

黒柳 律雄
（よみうりランド慶友病院）

義足装着後1年以内に約半数が転倒を経験するなど、下肢切断者の転倒は非常に多い。安全な歩行のために杖を使用しつつ、切断端のケアや義足のソケットチェックなども怠らずに行う。

疾患の概要

①下肢切断の原因とその発生数

　労働環境や交通事情が整っていなかった時代には、四肢切断の原因は、主に労働災害や交通事故であった。社会背景が変わった現在では、疾患による切断が多くなっている。特に糖尿病による血流障害など、下肢への血流が途絶したことによる切断が増えていて、血行障害による下肢切断数は10万人あたり20～80人（年間2～8万件）と言われている。重度の糖尿病では、血流障害と同時に末梢神経障害が発生し、足部に難治性の組織壊死と感染をもたらし、それが全身に広がると生命にかかわるため、根治を目的に罹患部分を切離するのである。

②下肢切断の部位

　下肢の切断レベルは大きく分けて5ヵ所ある。股関節から足1本がすべてなくなる股関節離断、大腿切断、膝関節離断、下腿切断、そして足部切断である。切断に至るまでのさまざまな状態、条件から切断部位を否応なく決める場合と、後に歩行できるように、義足を装着しやすい部位、長さを計画的に決めて切断する場合がある（図3-10）[1]。

③義足の歴史と現代の義足

　はるか昔、紀元前から戦争や事故で下肢を切断された人のために、棒状の義足を作って歩いていたことがわかっている。イタリアのナポリの近くにある紀元前3世紀頃のカプアの墓から発見された木と銅でできた義足は「カプアの棒義足」と呼ばれている。

　今日使われている代表的な義足（下腿義足と大腿義足）の例を図3-11に挙げておく。

④高齢者における義足歩行の可能性

　義足で走り、パラリンピックで素晴らしい成績をあげる若年者の切断者もいる一方、高齢者では義足で歩くことにも困難を覚えることが多い。例えば下肢血行障害による切断者では、全身に動脈硬化による血流障害があるために、臓器不全を併発していることが少なくないのもその理由の1つである。比較的歩行が容易と言われている下腿切断者でも高齢者での歩行可能例は34.0～47.2％であり、大腿切断者では9.0～20.0％に過ぎない。さらに、いったん歩行が可能になった者でも、2年後も歩行していたのは4割程度にとどまっていたとの報告がある。

第3章　運動器疾患、フレイル・サルコペニア、肢体不自由児における杖の選択と使い方

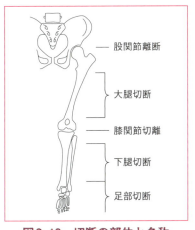

図3-10　切断の部位と名称

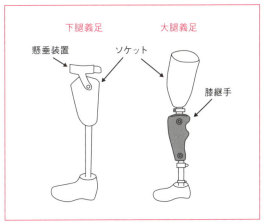

図3-11　義足の例（下腿義足と大腿義足）

B 転倒とそれに伴う障害の特徴

①義足歩行練習中に転倒

　下肢が切断された直後から切断端のケアが始まる。その後、義足をつけての歩行練習に移る。その時期には断端部が日々変化しているので、時間をかけてソケットを適合する。病院や施設での歩行練習の段階では、療法士が側についていても、まだ義足への荷重が不十分な場合、体幹が側方に傾き、バランスを崩して転ぶことがある。

②義足歩行者が一般社会で生活する中での転倒場所およびその要因

　一般社会で生活する義足装着者は、転倒しないために、細心の注意を払いながら歩いている。たとえ、小石1つでもその上に義足が乗ったときには転倒の原因となってしまうからである。義足の使用期間に関係なく、下肢切断者全体について転倒率を調べたところ、1年間に半数以上（52.5〜58.2%）の人が転倒するという結果であった。そして転倒例の26.8%から40.4%で外傷を伴っていた[2]。

　義足歩行者の転倒事故に関する研究によれば、ほとんどの転倒（83%）は平地歩行中に発生している。不整地より平坦なところでの転倒が多い理由として、義足歩行者はいかにも歩きにくそうな場所には行かない、ないしは否応なく不整地を歩かなくてはならないときには格別に注意しているからと考えられている。転倒の要因として、スリップした、あるいはつまずいたなどの接地面と歩き方に原因が求められる場合が半数を占め、義足が緩んで抜け落ちたなど義足側の原因は22%であった。

③大腿義足は下腿義足より転倒しやすい

　義足の種類によって転倒頻度に差があり、大腿義足では下腿義足よりも転びやすい。下腿切断者の48%、大腿切断者の80%が、義足を装着しての歩行中に転倒している。下腿義足では自分の膝関節を使用できることがこの違いを生んでいる。大腿義足では膝継手という、膝の代わりとなるパーツが取り付けられている。膝継手は屈伸の軸となる部分であるが、動

力が備わっていないため、大腿義足装着者の誰もが恐れている膝折れという現象が起きやすい。膝折れは、義足を接地して体重をかけた時に膝継手が屈曲し始め、ある角度以上になると膝を伸ばして耐える力が働かないので、そのまま曲がり続け、結果として前方に転んでしまう現象である。

④高齢下肢切断者は転倒リスクを考え、車椅子を選択

　高齢者では筋力が低下し、また義足を操る技術が衰えるために転倒しやすくなる。転んでも反射的に重要部分をかばうことができず、脊髄損傷や頭部外傷などの大けがを負う危険性が高い。したがって、高齢大腿切断例、中でも血流障害による切断者では、最初から義足を作らない、という選択をする場合も多い。ただし車椅子生活をしている高齢者でも、移乗時にバランスを崩して転落する場合や、夜間寝ぼけて足があるかのようにふるまって転倒したという事例もある。

転倒予防のポイント

①義足歩行スキルの向上および自宅内環境整備

　義足で歩いている人は自分が転倒しやすいことを、十分に承知している。義足歩行のスキルを上げ、かつ細心の注意を払いながら歩行することが、最も重要な転倒予防のポイントであろう。自宅内で移動中に転ぶことを防ぐために、屋内では片づけを小まめに行い、つまずく危険性があるものを取り除いておくことが大切である。

②こまめな切断端ケアおよびソケットの適合性チェック

　切断端に生じた創傷や痛みは、義足への荷重困難の原因になり、その結果として転倒しやすくなる。常日頃から、きめの細かい断端ケアが必要であり、また自分では対処困難な創傷や痛みに対しては、医療機関に相談すべきである。

　断端から義足が抜けることによる転倒事故を防ぐために、定期的にソケットの適合チェックを受けることが望ましい。断端部の筋肉の萎縮による不適合を防ぐ目的で、筋力トレーニングを普段の生活に取り入れることが推奨される。そして断端の筋肉萎縮などにより、ソケットの不適合が発生した時には、なるべく早く業者に依頼してフィットさせる。また靴を替えて踵の高さが変わった時には、義足のアライメントや歩容に影響するので注意が必要である。

③大腿義足の膝折れ防止用膝継手と義足のアライメント調整

　大腿義足者の膝折れによる転倒を防止するための膝継手が、いくつか用意されている。固定膝は膝継手を屈伸させない方法で、筋力と体力に劣る高齢者に特に好まれる。座位になる際に膝が曲がらないのは不便なので、固定を解除する機能がついている。ただし、いきなり屈曲をフリーにすると転倒の危険があるので、油圧抵抗を用いてゆっくり曲がるようにさせた製品がある。

　荷重ブレーキ膝は、歩行の立脚期で義足に体重をかけた際、その荷重による摩擦で膝軸の回転を制動させる機構を持ち、安全膝とも呼ばれている。テクノロジーの進歩によって、義足に動力（モーター）が組み込まれた膝継手が登場した。義足使用者が起立・歩行する際の

動きをセンサーが感知し、モーターを自動的にコントロールする機構が備わっている。

　義足のアライメントやパーツの調整による膝折れ防止策として大腿義足のソケットの矢状面に対する角度（初期屈曲角）を変える、あるいは足継手のバンパーの硬さを調整するなどの方法が行われている。

　もちろん杖をはじめとした歩行補助具の活用は、転倒事故予防にとって大変有用である。

D 杖の選び方、使い方のポイント

①義足歩行者にとっての杖の効用

　側方への動揺が少なく、安定した義足歩行をするには、股関節周囲の筋力保持が大切である。筋力の不足時には、健側に持った杖の使用により、ある程度代償ができ、歩行が安定する。また義足歩行のためには、健常者に比べて最大2倍程度のエネルギーが必要と言われる。杖をつくことにより、歩行中のエネルギー消費を減らし、疲労防止の役割を果たす。

　高齢切断者にとって、義足歩行の目標は、「近所を安全に歩けること」にある。その達成のために杖を使用することは受け入れやすい。松葉杖、ロフストランドクラッチ、T字杖などを筋力、体力、歩行能力に応じて選択して使用する。加齢に伴い、切断肢の反対側に変形性膝関節症が生じて痛みや関節の不安定性が生じた場合には、ますます杖が有用である。

②若年の義足歩行者が杖を使用するには

　一方、若年の下肢切断者では、杖を使用することにためらいを覚える人がいる。以下は開放骨折部から入ったガス壊疽菌感染に対する救命処置として下腿切断を受け、その後義足の理学療法士として活躍されている女性の著書からの引用である。

　「あるとき山路を歩いていて、ふと落ちていた太い木の枝を杖代わりに使ってみたら、なんと、歩きやすいこと。患者さんや利用者さんに処方しているくせに、こんなに頼りになるものとは思ってもみなかった。それ以来、山路を歩くときは途中で適当な落枝を探し探し歩いている。杖って、だれでも思いつく道具だけど、ホントに便利だし、役に立つアイテムだと感心してしまった」[3]

　独歩可能な下腿義足の人ながら、ふと使った杖により歩行が楽になった体験がもとになった、杖の有用性に関する実感が伝わってくる。

　舗装された平坦な道以外のところを歩く時のみ、あるいは疲労した時など時と場所に応じて杖を使うのも1つの手である。転びやすい場所での転倒予防策としてだけ使うのもよい。軽量で折り畳み式の杖を携行して、必要時に伸ばして使うのである。

E 不適切な対応

断端が萎縮していたことに気づかず、ソケットが抜けて転倒した事例

　Aさんは65歳の男性である。40歳の時に労働災害事故により、左の大腿を切断した。以来25年間大腿義足を使って歩いている。四辺形ソケットを使って作った義足は、活動性が高い時期には破損による更新、あるいは修理をして使っていた。

仕事から離れたこの3年間は活動量が少なくなったかわりに、義足が破損することもなくなった。ある日、家の中で歩いている時にソケットが抜けて転倒してしまった。切断側の不使用による廃用と加齢要素が加わって、断端付近の筋肉が萎縮し、いつの間にかソケットが不適合になっていたのである。ソケットを作り直すと同時に、筋肉萎縮を防止する運動を勧められた。今後さらに歩行が不安定になってきた時には、杖の使用も考えている。杖の種類については義足側のみならず健側下肢の筋力、さらには上肢の筋力によって選択される。筋力が弱い状態でT字杖、あるいは片松葉杖を使うと、杖に体重をかけすぎるために手の痛みや神経を圧迫されてのしびれ症状が出る。それを防ぐためには両側に松葉杖あるいはロフストランドクラッチを持つとよい。

文献

1) 木村浩彰, 三木幸夫, 澤衣里子ほか：血行障害による下肢切断のリハビリテーション. Jpn J Rehabili Med 54：134-139, 2017
2) Hunter SW, Batchelor F, Hill KD, et al.：Risk factors for falls in people with a lower limb amputation：a systemic review. PM R 9（2）：170-180, 2017
3) 福辺節子：人生はリハビリテーションだ. 教育資料出版会, 東京, p.65, 2008

杖百景 13　弁慶と金剛杖

　武蔵坊弁慶は、平安時代末期の比叡山の僧兵。源義経の郎党の一人。京都の五条の大橋で、義経と出会って以来、郎党として最期まで仕えた。怪力無双の荒法師として名高く、衣川の合戦で義経を守るために、大なぎなたを杖にして、立ったまま絶命したことから、「弁慶の立ち往生」という言葉が生まれた。

　猿楽・能の『安宅』やそれを歌舞伎化した『勧進帳』では、弁慶が主役を張っている。

　源平合戦で平家を倒すのに大いに貢献した義経一党だが、時の鎌倉幕府将軍であり、兄の源頼朝に疎まれ、奥州の藤原一族を頼りに逃亡しようとする。北陸道の関所、安宅の関で関守の富樫左衛門に見とがめられ、問答の末、弁慶が偽の勧進帳を読み上げた後、強力に扮した義経を弁慶が金剛杖（八角または四角の白木の杖。長さは身長大）で打つことで難を逃れる。君臣の情愛、武士の情けが相まった光景が描かれる。その後の場面で、弁慶が金剛杖を手にして「飛び六方」で勢いよく足を踏み鳴らしながら、花道を引っ込んでいく有名な幕切れとなる。

6. 脊髄損傷（対麻痺）

黒柳 律雄
（よみうりランド慶友病院）

> **POINT**
> 自宅内で転倒することの多い脊髄損傷患者では、自宅内環境整備がまずは重要となる。
> 状況・状態に応じ杖の選択を行うべきだが、種類を問わず肩関節に痛みが発生しやすいことに留意する。

A 疾患・障害の概要

①脊髄損傷の病態

　脊髄は神経細胞と神経線維の集合体で、全身に分布する末梢神経が分岐している。脊椎に守られている脊髄でも、種々の原因で損傷することがある。横断性に脊髄が損傷された場合には、損傷脊髄神経支配節以下の四肢と体幹に対称性の運動麻痺および感覚障害が生じる。一般に胸髄以下の損傷で対麻痺となる。

②脊髄損傷の原因

　脊髄損傷の原因としては、外傷が最多であり、脊髄腫瘍、転移性脊椎腫瘍などによる脊髄圧迫および脊髄を栄養する血管が閉塞した脊髄梗塞などの疾病でも脊髄は損傷される。

　日本脊髄障害医学会が2018年に外傷性脊髄損傷の原因、病状、治療などについて調査した。その結果人口100万人当たりの推定脊髄損傷発生人数は49人であった。原因としては平地での転倒が最多の38.6％、転落が23.9％、交通事故が20.1％であった。26年前の前回調査時と比較すると、交通事故による損傷が激減している一方で、平地での転倒が約3倍増加していて、年齢を重ねるほどこの原因による受傷が多くなっている。若年者（10代）ではスポーツ（スキー、自転車、スノーボードなど）によるケガが43.2％と最多であった[1]。

③脊髄損傷患者の年齢および麻痺の程度

　脊髄損傷患者の平均年齢は66.5歳（前回調査時は48.6歳）で、ピークが70代と受傷年齢の高齢化が進んでいる。男女比は3対1で男性のほうが多かった。損傷の程度では、FrankelDが約半数（46.3％）を占め、次いでC（33.0％）、A（11.0％）、B（9.7％）の順であった（表3-1）。損傷した部位では、頸髄損傷が大多数で（88.1％）、次いで胸腰椎レベル（10.1％）、両部位損傷（1.9％）の順であった。

④脊髄損傷治療の最前線

　外傷性の脊髄損傷では、損傷時の運動麻痺が恒久的に続くわけではなく、約半年間、場合によっては1年経っても麻痺の改善が期待できる。そして陳旧性の損傷脊髄を回復させるために、最先端の技術を使った研究（iPS細胞の移植など）が、複数の施設において現在進行中である。

表3-1 Frankel（フランケル）分類

A（complete）	障害レベル以下の運動、感覚の完全麻痺
B（sensory only）	障害レベル以下に感覚はある程度残存しているが、運動は完全麻痺
C（motor useless）	障害レベル以下に運動機能が残存しているが、実用的ではない
D（motor useful）	障害レベル以下に実用的な筋力が残っている
E（recovery）	神経学的脱落なし。異常反射はあってもよい

（日本脊椎脊髄病学会編：脊椎脊髄病用語事典，改訂第5版．南江堂，p.114, 2015[2]）を改変）

 転倒とそれに伴う障害の特徴

①歩行可能な脊髄損傷患者の転倒頻度および転倒に伴う障害

　下肢に麻痺や感覚障害があるために、バランスを保つことが困難な脊髄損傷歩行者は転びやすい。在宅生活を送っている歩行可能な外傷性脊髄損傷患者を対象に、転倒頻度を調べた前向き研究がある。平均年齢が45.2歳で、脊髄損傷を受傷してからの平均期間が51.5ヵ月の44人のうち24人（55％）が半年間に1回以上転倒していた。

　別の歩行可能な脊髄損傷患者89人の前向き研究では、35人（39％）が半年間に1回以上転倒し、うち2人は膝蓋骨と胸骨の骨折を受傷していた。

　同じテーマでの後ろ向き研究もある。在宅生活を送っている不全麻痺の脊髄損傷患者について、過去1年間に起きた転倒事故調査では、75％から転倒経験ありとの回答を得た。屋外より自宅での転倒が多く、午前より午後から夜にかけて多く発生していた。転倒に伴う外傷は、皮膚の擦過創、打撲による内出血が多く、次いで捻挫の順であった。注目すべきは、全転倒者のうち18％が骨折を受傷していたことである。さらに45％が転倒を機に外出を控えるようになっていた。

②車椅子を使用中の脊髄損傷患者の転倒と下肢の骨折

　車椅子を使っている脊髄損傷患者でも、転倒、転落事故は発生する。車椅子で段差を超えようとしたときに前方にあるキャスターを浮かせる方法をとり、重心が後方に寄りすぎて車椅子ごと後方に転倒することがあるため、障害物の乗り越え時には注意が必要である。

　必ずしも転倒が原因とは限らないが、車椅子を利用している下肢麻痺患者での骨折事例は意外と多い。骨折部位の最多は下腿骨で、大腿骨骨折と足部の骨折が続いている。脊髄損傷受傷の数週間後には骨からのカルシウム脱落が始まり、ある期間が経つと極度の脆弱状態となり、わずかな外力でも容易に骨折する。感覚が脱失している人では、下肢に出現した皮下出血と腫脹に驚いて受診し、X線を撮って初めて骨折だったとわかる事例も珍しくない。

 転倒予防のポイント

①転倒・転落予防対策としての自宅内環境整備

　脊髄損傷者の転倒が、屋外よりは自宅での発生例が多いのは、いくつかの調査にあるとおりである。筋肉の痙性が強く、下肢のコントロールが困難な対麻痺患者では、ちょっとし

た段差や床にあるものに足をひっかけて転んでしまう。さらに左右方向のバランスが悪くて上半身が不安定の場合、出入口の枠に上半身、特に肩をぶつけてしまうことはよくある。

そこで普段からできる転倒予防対策として、転ぶきっかけを減らすための自宅環境整備が重要である。歩行の邪魔になるような物を不用意に床に置くことをせず、電気製品のコードはまとめるか敷物の下に隠し、スペースが許せば上肢で身体を支えられるように手すりを設ける。

屋内で車椅子乗車生活をしている人が、床上の物を拾おうと体を前に乗り出したときに前方転落することがある。そもそも床上に落とさなければこうした事態は起きないので、ティシュペーパーをホルダーで固定し、携帯電話はスタンドに置き、あるいはストラップをつけて首にかけるなどちょっとした工夫をするとよい（図3-12）。

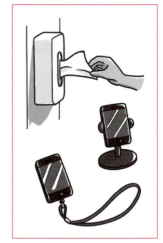

図3-12　物を床に落とさない工夫

②重大外傷予防のための受け身技術

たとえ転倒しても、大きな外傷を負わないで済むようにするのも重要な視点と考える。柔道の受け身を参照にした、転び方のコツが提唱されている。転倒時には手と腕を使ってダイレクトに頭や体幹を打つことを避け、さらに体を丸めることで衝撃を緩和するのである。例えば後方に倒れかけた時にはそのままドシンと尻もちをつくのではなく、お尻を中心に円運動を描き、顎を引き、背中を丸めて倒れながら、両腕をハの字に開きつつ、床面たたいて衝撃を弱める。これらの防御動作を練習、習得することが一番だが、頭の中に入れておくだけでも、大ケガを負わないために有効と考える[3]。

D 杖の選び方、使い方のポイント

①麻痺の状態に応じた杖の選択および使用時の注意

筋力やバランス能力が保たれ、ある程度安定した立位保持能力があり、上肢の支持性がよい場合にはT字杖が使用可能である。一般に処方するより短めにしたほうが、肘を伸ばした状態で上肢をロックして荷重できる。ただし杖先が滑りやすい場合、あまりに杖に頼ると転倒の危険がある。多脚（4脚あるいは3脚）杖は安定しているが、脚が多くなった分だけ重くなって操作性が劣る、というデメリットがある。

松葉杖は腋窩と手関節部の2ヵ所に支持部分があるので、T字杖使用者より重度の麻痺の人でも使える。下肢装具を使いながらではあるが、下肢が完全麻痺の人でも小振り、あるいは大振り歩行が可能である。ただし両松葉杖は歩行時に大きなエネルギーを使うので、使用者は上体の筋力と体力が備わった人に限られる。ロフストランドクラッチは手関節に十分な支持性がなくても使え、松葉杖よりおおむね軽量で操作性に優れるためにこちらを好む脊髄損傷患者も多い。ただし脊髄損傷患者では、杖の種類を問わず、約50％に上肢痛、特に肩関節の痛みが生じるとの報告があるので、痛み症状の出現には注意が必要である。

高齢の切断者は、松葉杖、ロフストランドクラッチのどちらも使用が困難なために、車椅子生活になることが多い。ただし短距離でも松葉杖歩行ができれば、車椅子が入れないような場所においては、松葉杖に切り替えることができて活動の幅が広がる。

②歩行器（車）歩行時の注意

　歩行器（車）は、杖より安定性が優れるので、転倒の危険性を感じずに移動できる。ただしキャスターが小さいタイプでは、小石でも障害になるので、屋外では使いにくい。また重心が後方に移動してバランスを崩したときには、後頭部を強打するような危険な転倒もありうるので、大ケガを負わないための防御を意識しておきたい[4]。

 ## 不適切な対応

杖を使っての起き上がり練習をしておくべきだった不全対麻痺の事例

　Eさんは34歳の男性である。交通事故により30歳の時に第6胸髄損傷を受傷し、両下肢の不全痙性麻痺が残っている。自宅内では独歩、ないしは伝い歩きが可能であるが、上半身をよく家具にぶつけている。短距離であれば右手にロフストランドクラッチを持って出かける。遠くに出かけるときは車椅子を利用している。車の運転ができるので、車椅子を乗せ、杖を携えてよい景色を眺めに行くことでリラックスしている。

　快晴で肌寒いある日、車で30分くらいの距離の川べりにある駐車場に車を停め、車椅子に移乗して散歩を始めた。平らな場所に出たので、車椅子を止めて立ち上がり、近くのベンチに移ろうとロフストランドクラッチを持たず独歩で歩き始めたところで転倒してしまった。そばに居た人たちは車椅子から立ち上がって歩き始めた彼を見て驚き、またなかなか立ち上がらなかったので数人で助け起こして車椅子に乗せた。彼は以前床上からの立ち上がり練習をしたことがあったのだが焦ってしまったことと、頼るべき杖も持っていなかったために起き上がれなかったのである。

　帰宅後、腹臥位から膝立ちになり上肢でロフストランドクラッチを持って立ち上がる練習を繰り返し行った。

文献

1) Miyakoshi N, Suda K, Kudo D, et al. : A nationwide survey on the incidence and characteristics of traumatic spinal cord injury in Japan in 2018. Spinal Cord 59 : 626-634, 2021
2) 日本脊椎脊髄病学会編：脊椎脊髄病用語事典, 改訂第5版. 南江堂, p.114, 2015
3) 武藤芳照：転倒予防―転ばぬ先の杖と知恵―. 岩波書店, 東京, p.165-169, 2013
4) 福本貴彦, 半田一登：脊髄損傷の歩行補助具. 日本義肢装具学会誌 14 (4)：350-353, 1998

7. その他の運動器疾患
―痛風性関節炎と足底筋膜炎―

黒柳 律雄
(よみうりランド慶友病院)

> **POINT**
> 重大な外傷に見舞われることは稀ではあるが、痛風や足底筋膜炎患者でも転倒が生じる。
> 激しい足の痛みがある場合には免荷のためにも杖を使用した歩行を行うようにする。

A 疾患・障害の概要

急性発症して歩行が困難になる運動器の疾患がいくつかある。ここでは、足に痛みと障害をもたらす痛風性関節炎（痛風発作）と足底筋膜炎を取り上げる。

①痛風性関節炎の原因および病態

痛風発作は母趾のMP関節に最も多く出現する（図3-13 A）。原因は尿と一緒に出てゆくべき酸性物質（尿酸）が種々の原因で身体に溜まることである。尿酸の血中濃度が7.0mg/dLを超えると溶解が困難となり、関節内に結晶の形で固形化する。これが契機となって激しい炎症を生じるのである。風が当たっても痛いので痛風と名付けられことは有名である。男性が圧倒的に多く、平均発症年齢は41.9±10.8歳で、年齢階級別にみると30歳代と40歳代が最も多く、70歳代以上は1.4％に過ぎず、比較的若い年代の病気である。

②痛風性関節炎の治療

痛風発作時の激痛は、ほとんどの場合1週間ほどで消失する。尿酸値さえコントロールすれば次の発作の予防になるので、食生活に気をつけ、尿酸下降剤を服用し続ける。

③足底筋膜炎の原因および病態

足底筋膜炎はあまり聞かない疾患名かもしれない。足底筋膜は、足の底面にあって踵の骨から足趾の骨の一部まで扇状に広がりながら結合している線維組織帯である。土踏まず構造の要となり、足への衝撃を吸収する役割を果たす。この部分に負荷が繰り返されることで炎症が発生し、筋膜自体が固くなり、さらに組織の一部に断裂を生じることもある（図3-13 B）。荷重時に、踵から足底の中央あたりまでの痛みがあり、特に朝立ち上がった時の痛みが最も強い。痛みとともに足底のしびれ感を覚えることもある。主に40歳代から50歳代の人に多いが、もっと若い人でも罹患する。

④足底筋膜炎の治療

対処方法として、足裏のストレッチング、足底板の使用、消炎鎮痛剤、局所注射および各種物理療法などがあるが、治るまでに数ヵ月を要する人も少なくない。

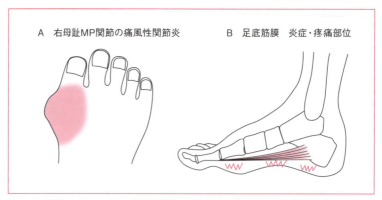

図3-13 つらい足の痛みをもたらす痛風と足底筋膜炎

B 転倒とそれに伴う障害の特徴

①痛風発作発症時に転倒

　痛風発作はほとんどの場合、前触れもなく突然発症する。関節の温度が低いほど尿酸の溶解度が下がるので、発症しやすい部位、季節、時間帯がある。すなわち低体温になりやすい足趾関節に高頻度で発症し、季節としては秋や冬、そして夜間から早朝に症状が出やすい。足先の激痛で目覚めてしまった、とその日の外来で訴える患者は多い。痛さのあまり、足に荷重できずに片足をひきずりながら歩いている時、あるいは片足飛びで移動している最中に転んだ、というエピソードを述べる人も少なくない。

②足底筋膜炎による疼痛と運動制限は転倒リスク

　足底筋膜炎では主に荷重時に足底に痛みを感じて歩行に支障が生じる。足の痛みは、それだけで転倒のリスクとなりうることが報告されている[1]。さらに足底が固くなり、患側の足尖を上げることが困難になり、普段と同じように歩いていても、自分のつま先が挙がっていないことに本人が気づかないで転倒してしまうことがある。また、もともと腓腹筋が固くて、足関節の動きの制限がある人に足底筋膜炎が生じやすいとのデータもある。

　痛風発作および足底筋膜炎の患者は大部分が元気な現役世代なので、たとえ転んでしまったとしても、皮膚に擦過創を負う程度で、重大外傷を負うことはまれである。

C 転倒予防のポイント

①痛風性関節炎による痛みが続く間は転倒に注意

　痛風発作による激痛は、ほとんどの場合1週間以内に消退する。その間、患側の足に荷重することで生じる痛みをこらえて無理に歩くことで、転倒事故が起きうる。荷重が困難な時期には、免荷とバランス保持が可能となる適切な歩行補助具を使うことが望ましい。

②足底筋膜炎に対する適切な対処が転倒を予防

　足底筋膜炎では、荷重歩行時に踵から土踏まずあたりにかけて生じる痛みとしびれ感が主症状であるが、同時に足関節の可動域制限も出現してつまずきやすくなる。炎症のために肥

厚して柔軟性を失っている足底筋膜をストレッチングすることで、症状改善、ひいては転倒予防につながるとのエビデンスがある[2]。

履物の工夫も重要である。歩行時に踏み込んだ時に足底に加わる衝撃が吸収される、クッション性の高い靴底を選ぶ。患者の状態によっては、アーチサポートを使うと、衝撃吸収の役割を果たして有効な場合がある。

D 杖の選び方、使い方のポイント

①痛風発作時における杖の選択および使い方

痛風発作による激痛で荷重が困難な場合には、適切な長さに合わせた両側松葉杖、あるいは両側ロフストランドクラッチで免荷2動作歩行を行う。激しい痛みが引き、患側下肢に体重をかけられるようになれば、両松葉杖での部分荷重3動作歩行、ないしは片松葉杖歩行に移行する。片松葉杖の場合、原則として痛風発作が出現した側とは反対側（健側）に杖を持つ。松葉杖が病院やクリニックで貸与される際、単に杖を受け取るだけではなく、スタッフに長さを調整してもらい、正しい歩き方を習い、それをきちんと守って歩くことが大切である。松葉杖使用時の弊害である上肢のしびれや手の痛みなどを防ぐことができ、安定した歩行が約束される。

②足底筋膜炎の痛みに対する杖の選択

足底筋膜炎は痛風とは異なり、患側の足に荷重できなくなるような激しい痛みは生じない。ただし症状のある足に体重をかけつづけることは、治りを遅くし、場合によっては状態を悪化させるので、できるだけ患側の足を使わないことが望ましい。長距離歩行やランニングはしばらく控え、痛み症状が強い間は杖を使用しての免荷歩行とする。その場合の杖の種類は、片松葉や片ロフストランドクラッチが適していると思われる。

E 不適切な対応

高尿酸血症を指摘されても治療を怠ったために、右母趾関節に痛風発作が発症した事例

Hさんは35歳の男性。職場の健康診断を受けるたびに尿酸値が高いと指摘されていた。しかし病院を受診することはなかった。ある朝、右足の激痛で目覚めた。自分の右足を見ると母趾の付け根が腫れあがって赤くなっている。あまりにも痛くて、右の足に体重をかけられない。とりあえず母親が使っている杖のうちの1本を借りて、痛い側の右手に持って歩こうとするが、免荷には十分であり、左手も杖に添えて体重をかけたところ、アルミ製の杖のシャフト部がしなってしまった（図3-14）。

何度か転びそうになりながら、それでも何とか病院にたどりついた。症状、経過および高い尿酸値から痛風と診断され、鎮痛剤

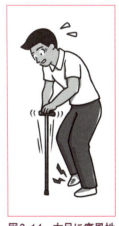

図3-14 右足に痛風性発作を発症した患者

と尿酸降下剤が処方された。両松葉杖が貸与され、スタッフに右足を免荷しての歩行方法の指導を受け、午後からは会社に行くことができた。

　健康診断で高い尿酸値を指摘された時、面倒がらずに尿酸を下げる薬の服用を始めれば、このような痛い発作に見舞われることはなかったはずである。

文献

1) Awale A, Hagedorn TJ, Dufour AB, et al.：Foot function, foot pain, and falls in older adults：the Framingham foot study. Gerontology 63（4）：318-324, 2017
2) DiGiovanni BF, Nawoczenski DA, Lintal ME, et al.：Tissue-specific plantar fascia-stretching exercise enhances outcomes in patients with chronic heel pain. A prospective, randomized study. J Bone Joint Surg Am 85（7）：1270-1277, 2003

杖百景 14

ツタンカーメンの杖

　古代エジプト第18王朝の若き王（ファラオ：在位約10年、紀元前14世紀、18〜19歳没）であったツタンカーメン。1922年、王家の谷から完全なミイラ姿で発見され、かぶせられていた黄金のマスクは古代エジプト時代の象徴となり、カイロ博物館のシンボルの1つである。

　近年の調査研究により、ツタンカーメンは、身長165cm前後、華奢な体形で、転倒・転落により左大腿骨骨折をきたしており、マラリア感染により若くして病死した、などの推察がなされている。

　実際、棺から出てきた副葬品の中には、130本以上の杖が含まれており、それらすべてに実際に使われていたと思われるようなすり減った跡があるという。また、墓から見つかった象牙の箱には、右手で杖を突くツタンカーメンの姿が描かれており、古代エジプト時代、杖の正しい使い方が示されている。

8. フレイル・サルコペニア

黒柳 律雄
（よみうりランド慶友病院）

> **POINT**
> フレイル・サルコペニア状態にある人は転倒しやすく、筋力増強、良好な栄養摂取などが転倒予防につながる。初期段階と障害が進んだ段階で杖の選択を変えるなど、柔軟な対策が求められる。

以前は年齢のせいとされ、仕方ないと諦められてきた問題を新たな視点から見直すことにより、要介護状態になることを予防し、健康長寿につなげることができるのではないか、と新規の概念が提唱された。それがフレイルであり、サルコペニアである。

フレイルとは健康な状態と要介護状態の中間に位置し、身体機能や認知機能の低下などを認める状態のことを指す。これは、筋力低下などの身体的要素、認知症やうつなど精神的・心理的要素、閉じこもりや経済的困窮などの社会的要素での3つの要素で構成される（図3-15）。ここで重要なポイントは、たとえフレイルと評価されても、一方的に低下や悪化の方向に進むのではなく、健常な方向に戻すことが可能であるという、可逆的な性質を持つことである。

サルコペニアは筋肉量が一定以上低下した場合に、ADLの障害、要介護状態、さらには寿命にも関係することから生まれた概念である。もともとサルコペニアは、老化や高齢者問題として認識されたものであるが、老化に限らずさまざまな原因によって引き起こされることが明らかになってきた。例えば、骨粗鬆症を基盤とした脊椎圧迫骨折や大腿骨近位部骨折患者を対象にサルコペニアの診断をしたところ、約70％が診断基準を満たした。そしてサルコペニアと診断された人では退院時のADLや自宅退院率が低いことに加え、1年後の死亡率が有意に高かったのである。

サルコペニアにおいてもフレイルと同様に適切な対処によって、予防、ないしは改善が可能である。フレイルとサルコペニアは重なる部分もある一方で、フレイルのほうが包含している内容が大きいといえる（図3-15）。超高齢社会が進む中で、いかに健康寿命を伸ばすかが重要な課題となっている今日、その課題を解く鍵として、フレイル、サルコペニアといった概念の重要性はより一層増してゆくと考えられる。

疾患の概要

①フレイルの概念、評価方法および有病率

フレイルは海外の老年医学の分野で使用されている「Frailty（フレイルティ）」が語源であり、2014年に日本老年医学会が「フレイル」という言葉を提唱したことに始まる。一般に高齢者（特に後期高齢者）においては、予備能力が低く、ギリギリの状態で生活していて、感冒や

転倒などの些細な出来事がきっかけとなって、容易に要介護状態になりうる。この状態がフレイルである。

フレイルを評価するために、日本版フレイル基準（2020年改訂版）が用いられる。以下の5項目のうち、3項目以上該当すればフレイルとされる。
①体重減少：6か月で2kg以上、
②握力低下：男性＜28kg、女性＜18kg、
③疲労感：わけもなく疲れた感じ、
④歩行速度：＜1.0m/秒、
⑤身体活動量の低下：日々の軽い運動も定期運動もしない。

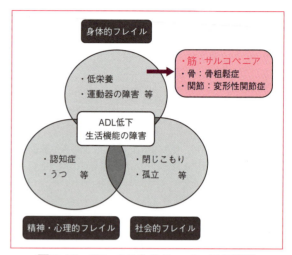

図3-15　フレイルとサルコペニアの関係
(鈴木隆雄：日本における介護予防とフレイル．日本サルコペニア・フレイル学会誌 2 (1)：6-12, 2018[1])を一部改変)

2020年には65歳以上の日本人全体の8.7%がフレイル状態にあると発表された。フレイルは年齢が進むほど有病率が高くなり、80歳以上では55.5%を占めるとの報告もある。

②サルコペニアの概念、評価方法および有病率

フレイルの3要素中の身体面（身体的フレイル）の中核をなすのが、サルコペニアである。サルコペニアはRosenbergらが1989年に米国栄養学会雑誌にて、「加齢による筋肉量の減少」を、ギリシャ語のsarx＝筋肉、penia＝減少から造語命名したものである。サルコペニアでは2種類の筋線維のうち、遅筋線維に比べ、有意に速筋線維の萎縮と低下が激しいという特徴がある。

サルコペニアはその定義からは、筋肉量を測定する必要がある。しかしそのためには特殊な機器が必要である。そこで高齢者に対する予防事業、あるいは治療の現場向けのスクリーニング方法が提唱されている。まずは下腿周囲長を測定し基準値より低値であった場合、あるいは歩行、荷物運び、階段昇降、立ち上がりなどの困難さ、転倒歴などを聴取してある点数以上高ければ、握力や5回椅子立ち上がりを用いて骨格筋機能を測定し、いずれかが低下している場合、サルコペニア（可能性あり）という診断が可能となる（図3-16）。たとえサルコペニアと診断されても、自力で動ければ本人には危機感は薄いかもしれない。しかし、サルコペニアの可能性があると診断された時点で永く自立した生活を送るために、改善を目的とした指導・介入のプログラムを提供することが望ましい。

本邦における65歳から89歳の高齢者におけるサルコペニアの有症率は、男性が21.8%、女性は22.1%であり、高齢になるほどこの割合は高かった[2]。

B 転倒とそれに伴う障害の特徴

①フレイル・サルコペニアの高齢者は易転倒性である

フレイルやサルコペニア状態の人は転びやすいことが実証されている。フレイル状態と健

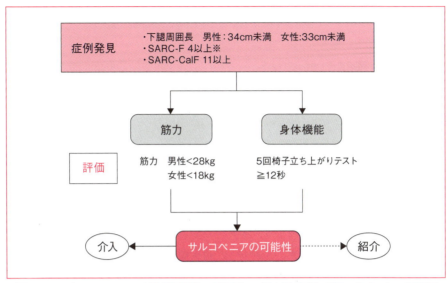

図3-16　サルコペニアの診断手順：地域や一般の診療所で用いられている評価
※転倒回数も含まれた5項目の質問から点数化
SARC-F：Screening tool for sarcopenia、SARC-CalF：SARC-F combined with calf circumference
（AWGS 2019をもとに作成）

常者の転倒発生頻度を比較した結果、フレイルと転倒とは高い関係（オッズ比1.8）があり、フレイルは転倒事故の予測指標となると結論付けられている。

　また、サルコペニア高齢者でも非サルコペニアに比べ1.81倍転倒しやすいことがわかっている。さらにサルコペニアの状態にある人は転倒への恐怖感を持つ人が多いことも周知の事実である[3]。

②速筋萎縮が転倒と外傷につながる

　筋肉の質の違いから易転倒性を説明しようとする研究者がいる。人が転びそうになった時、筋肉が収縮してブレーキとして働く。その時に使われるのは主に速筋線維である。速筋が遅筋に比べて有意に衰えているサルコペニアでは転倒しやすく、また外傷も負いやすいと唱えている。

③大腿四頭筋の重要性

　数ある筋肉のうちでも、加齢に伴って膝の伸展筋である大腿四頭筋は衰えやすい。80歳代では20歳代の約2分の1～3分の1に低下すると報告されている。膝の伸展力低下が身体移動、すなわち起立、歩行動作の困難さに強く関連していて、立ち上がる際にふらついて転倒の原因にもなる。夜中にトイレに起きた際にバランスを崩して転倒したという事例はたいへん多い。

④筋量と骨量との関係

　筋量と骨量には深い関係がある。骨粗鬆症患者にはサルコペニアの有病率が高いとのデータがある。さらに、骨粗鬆症と関連が深い脊椎圧迫骨折患者や大腿骨近位部骨折患者の下肢筋肉量は骨折していない人に比べて有意に減少していることが示されている。大腿骨近位部骨折直後の評価で、サルコペニアと評価されたのは男性で81.1%、女性では44.7%であった。

サルコペニアの人が転倒した場合、このような脆弱性骨折を受傷する危険性が高いと言える。

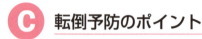 転倒予防のポイント

①転倒を予防するための筋力訓練

　フレイル・サルコペニアの高齢者の移動能力の低下およびバランス能力の低下を解消するための介入方法として、まずは筋肉へのアプローチがある。高齢者では、立ち上がり時や階段での転倒事故が多いので、安定した立位動作や階段昇降を目指した筋力訓練が適応になる。膝伸展筋（大腿四頭筋など）や股関節外転筋（中殿筋など）を目的筋としたレジスタンス運動の効果があることは、多くの先行研究で検証されている。単調なトレーニングのみでは飽きてしまうので、ウォーキングなどの有酸素運動も加えると、運動を続けるモチベーションにつながり、心肺能力の維持も期待できる。

②高齢者向けのスロートレーニング

　サルコペニアの割合が急激に増す75歳以上の高齢者では、呼吸循環器や運動器に種々の疾病を有していることが多く、一度に大きな負荷をかけることは、危険を伴うことがありうる。そこで運動中に血圧を上昇させず、関節や靭帯にかかるストレスも少なく安全に実施できて、筋力の増加も期待できる「スロートレーニング」と呼ばれる方法が提唱されている。これは自重、あるいは軽い負荷を加えながらゆっくりとした運動を実施して、その間目的筋に力を入れっぱなしにする方法である[4]。

③早めに運動習慣をつける

　頭では運動が重要であるとわかってはいても、高齢になってから運動を始めることはなかなか難しい。そこで、中年期（20〜50歳）からウォーキングや筋力トレーニングなどの運動習慣をつけておくことが、将来のフレイル・サルコペニア予防につながると心得ておくとよい。

④栄養も重要

　筋肉合成の材料であるタンパク質などの栄養摂取に気を配ることはとても大切である。中でも古くて新しい栄養素と言われるビタミンDが注目され、サルコペニアとの関係についての研究が多数ある。例えばビタミンDの血中濃度 20ng/mL 以下での人々では有意に筋力が低下していたとのデータが得られている。若いころからビタミンDを正常に保ち続ければ、サルコペニアになる確率を低下させ、転倒を予防することに寄与するかもしれない。

D 杖の選び方、使い方のポイント

①フレイル・サルコペニア高齢者の初期段階での杖

　杖はサポート機能とバランス支持機能を併せ持つ。フレイルやサルコペニア状態で、最近歩行が不安定になったと自覚している人には、より長距離を歩くことができて転倒も予防できる手段として、杖を使うように勧める。その場合、まず選択するのはT字杖であろう。ただし、杖を持っているだけで安心と考えるのか、身体の後方に杖があって引きずるようにしている人を街中でよく見かける。これでは何のための杖かわからない。必要な時に使う折り

畳みタイプが選択肢のひとつである。さらに正しい杖の突き方を使い始めから覚えておけば、身体の衰えが進んでもあわてないですむ。

②障害が進んだ時に選ぶ杖

T字杖の先（石突）がとがり、あるいは面積が小さい場合には突いた時に不安定である。杖にかける負荷が少なく、上手に操作できれば問題はない。しかし杖に体重を預ける割合が多くなった時や不安定さが増した場合には、杖を頼りにしているがゆえの転倒事故が起きうる。その対策として多点杖が選択肢に入ってくる。ただしT字杖より重くなる傾向があるので、できるだけ軽量のものを選びたい。

下肢伸展筋等の筋力が衰えている場合、立ち上がり時にバランスを崩しての転倒事故を予防するために、杖に頼って立ち上がることが推奨される方法である。サイドにハンドルがついている杖は安全な立ち上がりのために役立つ（本章2「変形性股関節症・変形性膝関節症」の図3-4）。

E 不適切な対応

歩行困難を自覚し、杖を飛ばしてシニアカーを使うようになり、さらにサルコペニアを進行させた事例

フレイル・サルコペニアの状態になっても、それ自体には痛みなどの自覚症状がないので本人は気づきにくい。たとえ立ち上がりや移動が困難になっても、「あーあ、年を取ったものだなあ」という感想で片付けられてしまう。

Mさんは75歳の妻と2人暮らしの80歳の男性である。新型コロナ禍が始まってからは感染を恐れ、外出を控えるようになり、足腰の弱さを自覚していた。長距離を歩くことは難しくなったと考えたMさんは、いわゆるシニアカー（電動カート）を購入してこれに乗って出かけるようになり、ますます歩く機会が減った。ある日、歩けなくなったのはもしかしたら病気のせいかもしれないと思い立ち、妻が通う整形外科を受診した。診察の結果、脊椎関節などの運動器には何の問題もなく、サルコペニア状態と診断された。医師から運動不足の結果であると説明され、歩くための補助具として杖が適切であり、それを使って毎日定期的に歩くよう指導された。

このように年齢が関与するフレイル・サルコペニア状態の人でも、杖を使用した安全で適切な運動を行えば、健常化の方向に向かうことが期待できる。

文献

1) 鈴木隆雄：日本における介護予防とフレイル．日本サルコペニア・フレイル学会誌 2（1）：6-12, 2018
2) Yamada M, Nishiguchi S, Fukutani N, et al.: Prevalence of sarcopenia in community-dwelling Japanese older adults. J AM Dir Assoc 14（12）: 911-915, 2013
3) 島田裕之編：サルコペニアと運動 エビデンスと実践．医歯薬出版, 東京, p.2-8, 30-36, 2014
4) 厚生労働省：スロートレーニングとは．生活習慣病予防のための健康情報サイト（https://www.e-healthnet.mhlw.go.jp/information/exercise/s-04-003.html）

9. 肢体不自由児

小崎 慶介[1]，鈴木 ほがら[2]
(1)心身障害児総合医療療育センター，2)株式会社BRiC)

> **POINT** 肢体不自由児に対する杖を用いた起立歩行訓練は、現時点における児の上肢を含む運動機能からみた安全性の検討に加えて、将来の運動発達への影響も考慮した評価に基づいて行う必要がある。

疾患・障害の概要

　肢体不自由をきたす原因となる疾患の主座となる器官は、神経系（脳・脊髄・末梢神経）、骨格筋、骨関節に分類される。以下に肢体不自由児にみられる代表的な疾患を示す。

　　脳：脳性麻痺、急性脳症後遺症、外傷性頭部外傷後遺症など
　　脊髄：二分脊椎（脊髄髄膜瘤）、脊髄性筋萎縮症、脊髄損傷など
　　末梢神経：シャルコー・マリー・トゥース病など
　　骨格筋：筋ジストロフィーなど
　　骨関節：骨折、骨系統疾患（骨形成不全症、軟骨無形成症など）、先天性多発性関節拘縮症、先天性四肢形成不全症など

　肢体不自由児において、杖使用を要し、かつ使用可能なのは、下肢から体幹にかけての抗重力機能の低下があり、かつ杖を使用可能な程度に上肢運動機能を有している障害状況である。

転倒とそれに伴う障害の特徴

　麻痺等に伴う筋力低下による抗重力機能・体幹下肢の立ち直り能力の低下のために、ひとたびバランスが崩れた際に、直立位を保つことができずに転倒に至る。また、進行方向の足元への視覚的注意が十分に注がれずにつまずいて転倒に至ることもある。

C 転倒予防のポイント

　転倒事故を恐れるあまり起立歩行訓練をまったく実施しないことは、小児の運動機能発達に益しない。訓練を行う場合には、転倒時の頭部損傷の防止にヘッドギアを装用させる、適切な距離を保った見守りを行うなどの対策を検討する。

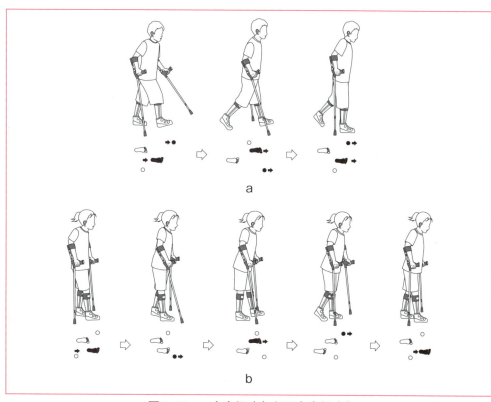

図3-17　二点歩行（a）と四点歩行（b）
二点歩行（a）では遊脚期には同側の杖のみ接地しているのに対して、四点歩行（b）では遊脚期には同側の杖が接地しており、安定性が高まるものの歩行速度は減少する。

杖の選び方・使い方のポイント

①脳性麻痺

　杖歩行適応となるのは主に両下肢の麻痺が両上肢よりも重度な両麻痺であるが、上肢の機能も不十分な場合もあり、杖を把持する能力、肘を伸展して支える能力を十分に評価する必要がある。多くの場合処方されるのはロフストランドクラッチである。これは、前腕部のカフが支えとなることで肘の伸展が助けられ、また手関節が背屈位で安定しやすくなり、把持力を補助するメリットがあるからである。カフがあることで、握りから手を離しても杖が倒れることがなく、ドアノブを回すなどの動作が行いやすい点も、日常生活に取り入れやすい要因と言える。通常は両側ロフストランドクラッチを使用しての二点歩行または四点歩行（図3-17 a、b）を指導する。片杖を使用する症例もあるが、動作の左右非対称性を強化しないように注意することが必要である。

②二分脊椎を含む脊髄性麻痺

　下肢麻痺が重度でも体幹・上肢機能が良好に保たれる場合が多いため、松葉杖・Ｔ字杖の使用が適している場合もある。脊髄損傷・脊髄腫瘍術後などの場合は、成人の脊髄性麻痺に準じた考え方で差し支えないが、二分脊椎児は水頭症を合併することが多く、その場合手関節のコントロールの未熟さ、握りの弱さなどの問題をもっている場合がある。杖使用を開始

する前に上肢の評価が必要である。

③股関節疾患・下肢術後

免荷の目的で杖を使用する。安定して免荷するためには松葉杖が使用しやすいが、小児の場合は体のサイズが小さいために腋下にはさむ動作が困難な場合がある。また、腋下に杖をはさむことで体幹の回旋が行いにくく、杖の振出しに難渋する場合がある。免荷率を体感で覚えるにも時間がかかるため、平行棒内歩行、歩行器歩行などを併用しながら時間をかけて日常的に杖歩行が可能となるように指導する。

なお、小児の場合は、ランドセルを背負って杖で通学することが可能であるか、不可能であれば付き添える人がいるかなどの環境調整も、杖歩行指導と並行して行う。現状ではエレベーターが設置された学校はきわめて少ないため、校内の階段の状況（踊り場の位置、手すりの位置等）の確認は必須である。また、本人が安全に歩行できても、他児による衝突の危険性が考えられる。安全性を優先して、校内で杖、歩行器、車椅子を併用して生活する場合もありうる。

 ## 不適切な対応

現時点での杖使用が、将来的・長期的に不利に作用する可能性も考慮した対応も必要

小児は成長発達段階にあるため、現時点での杖使用が長期的な運動発達にどのように影響するかを評価しながら指導する必要がある。例えば、将来体格が大きくなった時点で、杖使用が困難な家屋内を伝い歩きあるいは介助歩行で移動するためには下肢の伸展支持力と運動性が必要であり、移乗動作には体幹の回旋能力が必要である。

松葉杖は免荷歩行に適した杖であるために、下肢の伸展支持が困難な児に使用しやすいが、同時に下肢の伸展運動を学習しにくいとも言える。GMFCS（Gross Motor Function Classification System, 粗大運動機能分類システム）レベルIIの年少脳性麻痺児などで、上肢機能が不十分だが今後下肢の支持力向上を見込める場合には、支持面を後方に拡大することを意図して、あえて杖を処方せず歩行器使用を勧めることにより長期的にはQOLの向上につながる場合もある（図3-18 a、b）。

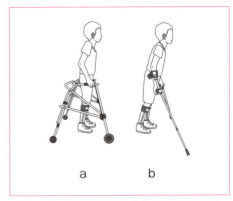

図3-18　歩行器歩行（a）と杖歩行（b）

脳性麻痺児において、杖歩行に熟練してくるにつれ、杖を使用して小振り歩行、大振り歩行を行う例も見られるが、下肢の伸展活動を用いる場面が少なくなるために長期的には筋力低下をきたして歩行に不利になりかねない。歩行スピードを上げるためには有効な方法だが、上肢の過剰努力により下肢の筋緊張が亢進しやすく、体幹の回旋能力も阻害される危険性があることを考慮する必要がある。

第3章　運動器疾患、フレイル・サルコペニア、肢体不自由児における杖の選択と使い方

なお、握力の不足を補うためにベルトなどで手を握り部に固定する例も見られるが、転倒時に手掌で支えることを妨げて頭部・顔面の打撲事故に至る危険性がある。あくまでも練習のため、あるいは介助者が付き添っての歩行時に限ってのみ行うことが可能な措置である。

文献

1) 伊藤利之，江藤文夫編：2　ADLの実際（新版日常生活活動（ADL）評価と支援の実際（第2版））．医歯薬出版，東京，p.266-269, 2020

杖百景 15

大津事件と杖

　大津事件とは、1891（明治24）年5月11日に滋賀県滋賀郡大津町（現・大津市）で、日本を訪問中のロシア帝国皇太子ニコライ・アレクサンドロヴィチ・ロマノフ（後の皇帝ニコライ2世）が人力車で移動中、警備を担当していた警察官、津田三蔵にサーベルで斬りつけられた暗殺未遂事件。とっさに、共に来日し同行していたギリシア王国のゲオルギオス王子が竹の杖で津田の背中を打ちつけ、さらにニコライの人力車夫が両足を引き倒すなどした結果、津田は巡査に取り押さえられた。

　くだんの竹の杖は、ニコライ一行が事件前に訪問した滋賀県庁内で開かれていたバザーでゲオルギオスが購入したばかりの品で、滋賀県草津町（現・草津市）産の竹根鞭細工であった。

　この大国相手のテロ事件により、重大な国際問題発生の危機も懸念された情勢であったが、日本側の迅速な謝罪と天皇が見舞うという措置を取ったこともあり、それらに対するロシア側の友好的な対応により落着した。

　大事に至らなかったのは、竹の杖のおかげでもあった。

杖百景 16

同行二人と延寿杖

　「同行二人（どうぎょうににん）」とは、「二人づれである」ということ。お遍路などの巡礼や霊場巡りにおいて、多くの四国巡礼者がいつも弘法大師（空海の諡号（しごう）※、真言宗の開祖、835年、65歳没）が共にいるという意味で、笠や杖、バッグなどにこの四文字を記載する。中でも杖は、般若心経と共に同行二人と記されたものを金剛杖と呼び、常に弘法大師と共に歩く意とされる。

　四国八十八カ所は、空海の旧跡とされる霊場巡りで、全道程300余里（約1,400km）にも及び、かかる日数は約40日という難行苦行の遍路の旅。金剛杖が脚と共に心を支える。

　三重県伊勢市の伊勢神宮では、毎年5月、健康と長寿を祈願して「延寿大々神楽（えんじゅだいだいかぐら）」を行い、その折、80歳になる地域の高齢者に伊勢神宮御用材のヒノキで作られた延寿杖（長さ120cm、「神宮」と焼き印がある）が贈られる。

　単なる「長寿」ではなく、長寿を伸ばす「延寿」と呼称しているところに、高齢者の希望が込められている。

※諡号（しごう）：貴人や僧侶の死後に、生前の行いを称えておくる名前。おくり名。

1. 脳卒中後遺症

浅見 豊子
（佐賀大学医学部附属病院 リハビリテーション科）

> **POINT**
> 脳卒中後の内反尖足は、遊脚期にすり足歩行等になり歩行時のバランス不良を生じる。
> そのため短下肢装具を装着することがあるが、加えて杖を使用することにより歩行時の安定性の改善が得られる。

A 疾患・障害の概要

①脳卒中とは

　脳血管疾患は、頭蓋内で脳を灌流する血管あるいは血行動態の病的変化によって、虚血あるいは出血をきたし脳に影響を及ぼす疾患の総称である。特に、急激に発症する脳の神経徴候を主体とした症候群を脳卒中といい、大きく脳梗塞と脳出血に分けられる[1]。発症メカニズムは異なるが、高血圧が最大の原因となる。脳梗塞は、高血圧が続き動脈硬化が進行することで引き起こされ、脳の血管が詰まりその先への血液供給が困難になり脳細胞の壊死に至る。一方、脳出血は高血圧の程度が強い場合に、特に脳の深い部分の細血管が破綻し脳内に出血するものである。脳梗塞の発症リスクとしては、高血圧、不整脈（心房細動）、糖尿病、脂質異常症、喫煙、肥満などがあり、脳出血やくも膜下出血の発症リスクとして喫煙、飲酒などがある。

　令和4年の日本人の死亡数を死因順位別にみると、第1位は悪性新生物（腫瘍）で38万5,787人〔死亡率（人口10万対）は316.1〕、第2位は心疾患（高血圧性を除く）で23万2,879人（同190.8）、第3位は老衰で17万9,524人（同147.1）、第4位が脳血管疾患であり10万7,473人（同88.1）となっている。しかしながら、脳血管疾患は、1970（昭和45）年をピークに低下傾向が続き、2022年の全死亡者に占める割合は6.8％となっている[2]。

　また、要介護者等について、介護が必要になった主な原因について見ると（2022年）、1位：認知症（23.6％）、2位：脳血管疾患（19.0％）、3位：骨折・転倒（13.0％）、第4位：高齢による衰弱（11.2％）となっている。さらに、男女別では、男性は「脳血管疾患（脳卒中）」が23.0％、女性は「認知症」が20.5％と特に多くなっている。つまり、死因の1位を占める悪性新生物は、介護が必要になった原因の上位にはなく医療の対象であるが、脳血管疾患は医療と介護の両方に深く関わることになる[3]。

②脳卒中による障害

　脳卒中による身体機能障害は意識障害、認知症、失語症、失認、失行、抑うつなどの認知障害、嚥下障害、眼球運動障害、構音障害などの脳神経障害、片麻痺、運動失調などの運動障害、さらにしびれ、痛みなどの感覚障害、便秘、失禁などの自律神経障害と極めて多種多様である。脳の損傷部位により、発現する症状はさまざまで、関節拘縮や筋萎縮といった廃

用症候群が加わり、症状はさらに複雑になる[4]。
③脳卒中後遺症に対する対応
　脳卒中による機能障害を完全に回復させることは不可能だが、日常生活が自立し社会参加を果たすことは可能である[4]。機能障害が残存しても、起立歩行の自立をはかるために利用するのが歩行補助具、つまり杖である。

B　転倒とそれに伴う障害の特徴

　脳卒中後遺症例においては、内反尖足により遊脚期につま先が十分に上がらず、すり足歩行になり立位歩行時のバランス不良が生じることが多い。

C　転倒予防のポイント

まずは短下肢装具の装着。それでもバランス不良が残る場合に杖を使用

　歩容の改善のために、まずは短下肢装具の装着により踵接地を促し、立脚期での足関節・膝関節の運動をコントロールすること、遊脚期に向けてのトウ・クリアランスを確保することが必要である[5, 6]。さらに、短下肢装具を装着しても残存するバランス不良を補うために杖を用いる。杖を使用することにより、身体を支えるための支持基底面をより大きくすることができる。特に、歩行時の短脚支持期における側方安定性が得られる。また、杖を患脚の立脚後期に後方に向けてつくことでプッシュオフを補助し、立脚期前半に前方に向けてつくことで、患脚への免荷などの動的効果も得られる[7]。

D　杖の選び方・使い方のポイント

①杖の材料
　木製は長さが一般的には変えられないが、アルミニウム製のものは長さが調節できたり折り畳み式などもあり、適応や用途が拡大できる。健側上肢にも筋力低下がある場合はカーボンファイバー製などの軽量なものも有用である。

②杖の種類
　患脚の支持性の低下を補い、側方安定性を確保する目的で杖を選択する[8]。ただ、脳卒中後遺症の場合、個々の患者の病態に差があることに留意する。早い歩行が可能な場合は、一般的には軽量で安価な単脚杖であるT字杖が用いられる。多点杖（3点杖、4点杖）、歩行器型杖は複数の脚が接地することにより支持面が広がり安定性は増すため、歩行の不安定性が強い場合に用いられる。しかし、その分速度は低下し、すべての脚が接地しない場合は逆に不安定になる。また、重量やコンパクト性には問題がある（図4-1〜4-3）。

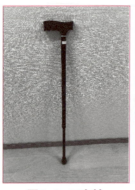 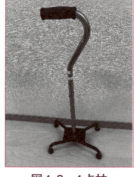 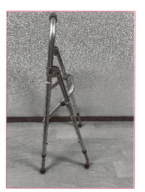

図4-1　T字杖　　　図4-2　4点杖　　　図4-3　サイドケイン

 不適切な対応

処方時の指導はもちろん、処方後の定期的な確認も重要

　杖の持ち方（どちらの上肢に持つかなど）や杖の長さなどの合わせ方や種類、使用方法などについて、間違った使い方をしている人をみることがある。適合、評価、指導を処方時には当然行う必要があるが、処方後も定期的に行うことが重要である。また、杖先ゴムの摩耗などは必ず生じるので定期的な杖のメンテナンスにも留意する。

文献

1) 才藤栄一：脳血管障害および脳の疾患．現代リハビリテーション医学改訂，第2版（千野真一監）．金原出版，東京，p.341-361，2005
2) 厚生労働省：令和4年（2022）人口動態統計月報年計（概数）の概況（https://www.mhlw.go.jp/toukei/saikin/hw/jinkou/geppo/nengai22/dl/gaikyouR4.pdf）
3) 厚生労働省：2022（令和4）年　国民生活基礎調査の概況（https://www.mhlw.go.jp/toukei/saikin/hw/k-tyosa/k-tyosa22/index.html）
4) 日本リハビリテーション医学会：脳卒中のリハビリテーション治療（https://www.jarm.or.jp/civic/rehabilitation/rehabilitation_01.html）
5) Tyson SF, Sadeghi-Demneh E, Nester CJ：A systematic review and meta-analysis of the effect of an ankle-foot orthosisi on gait biomechanics after stroke. Clin Rehabil, 27（10）：879-891, 2013
6) Daryabor A, Arazpour M, Aminian G：Effect of different designs of ankle-foot orthoses on gait in patients with stroke：a systematic review. Gait Posture, 62：268-279, 2018
7) Murray MP, Seireg AH, Scholz RC：A survey of the time, magnitude and orientation of forces applied to walking sticks by disabled men. Am J Phys Med, 48（1）：1-13, 1969
8) 永田雅章：片麻ひ患者の杖歩行の分析．リハビリテーション医学，28（1）：27-37，1991

2. パーキンソン病（およびパーキンソン症候群）

饗場 郁子[1]，丸山 聡[2]
(1) 東名古屋病院脳神経内科，2) 東名古屋病院リハビリテーション科)

> **POINT**
> パーキンソン病では姿勢保持障害やすくみ足の有無により、杖使用の妥当性や種類を検討する。
> 杖の使用によりすくみ足が助長されたり、つまづきの原因になる場合があるので注意が必要である。

疾患・障害の概要

　パーキンソン症候群（パーキンソニズム）とは「動作緩慢」および「静止時振戦か筋強剛のどちらか1つまたは両方」と定義されている[1]。パーキンソニズムを呈する疾患の代表はパーキンソン病（Parkinson's disease：PD）であるが、神経変性疾患として進行性核上性麻痺、多系統萎縮症、神経変性疾患以外では、脳血管性、薬剤性、正常圧水頭症によるパーキンソニズムなどが知られている。

　PDは神経変性疾患の中では最も多く、わが国における有病率は10万人あたり100〜180人と推定されている[2]。また加齢とともに増加することが知られており、今後急速な増加が懸念されている。PDはパーキンソニズムを呈する他の変性疾患に比べ進行が緩徐で、抗PD薬の効果がある。その一方で、進行期にはウェアリングオフ（後述）などの運動合併症が生じることが知られている。また運動症状以外に非運動症状と呼ばれる多様な症状が合併する。転倒は運動症状、非運動症状、運動合併症に関連するほか、加齢に伴う疾患であることから多様な病態が転倒に関連している。

①症候

A：運動症状（図4-4）

　動作緩慢とは動作が少なく遅くなることを指す。関連する症状として、字が小さくなる（小字症）、声量の低下、瞬目の減少、仮面様顔貌などが現れる。歩行はゆっくりで小刻みになり、腕の振りや足の上がりが悪くなる。筋強剛とは関節を他動的に動かすと抵抗が増強することを言う。また特に安静時に手足がふるえる（振戦）などの症状が出現する。進行すると姿勢保持障害（バランスが悪く転倒しやすい）が加わり、転倒のリスクが高まる。姿勢は前屈みになり体の軸も側方へ傾いている場合が多い。進行期に出現するすくみ足は歩行の開始時、方向転換時、歩行中、目的物に近づいた時に足が出なくなる現象で、姿勢保持障害とともに転倒の原因となる。症状は緩徐に進行するが、最終的には移動能力が悪化し歩行に介助が必要となり、車いす、臥床状態となる。

B：非運動症状（図4-4）

　非運動症状とは、上記運動症状以外の自律神経障害や精神症状、認知機能障害などを指す。運動症状発現より前から出現するものとして、頑固な便秘、嗅覚低下、レム睡眠行動障害な

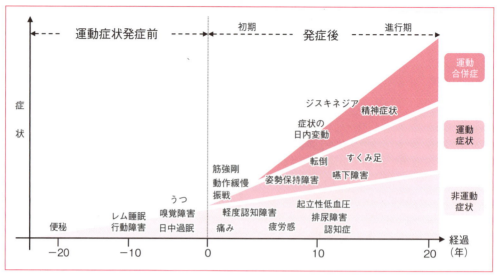

図4-4　パーキンソン病の経過
(Kalia LV, et al.：Lancet 386：896-912, 2015[3] より和訳一部改変のうえ引用)

どがある。進行期に出現する症状としては起立性低血圧（起立後血圧が低下する）、食事性低血圧（食後血圧が下がる）、排尿障害、幻覚・妄想、認知症などが挙げられる。これらの中で、特に起立性低血圧、排尿障害、認知症は転倒の要因となる。

C：運動合併症（図4-4）

　パーキンソン病はレボドパ製剤などの抗PD薬により症状が改善する。しかしレボドパ治療開始後数年すると、ウェアリングオフ現象やジスキネジア（不随意運動）などの運動合併症と呼ばれる症状が生じる場合が多い。ウェアリングオフ現象とは抗PD薬の効果が得られない時間が出現する（オフ）現象を指す。一方、効果がある時間帯（オン）に不随意に手足が動いてしまうジスキネジアが出現する場合もある。

B　転倒とそれに伴う障害の特徴

発症20年で9割が転倒を経験、3割以上が骨折する

　PDでは運動症状が進行すると姿勢保持障害が現れ（Yahr stage III）、転倒リスクが高まるが、さらに進行し移動能力が低下し独歩ができないレベル（Yahr stage V）になると、転倒は減少する。運動症状の発症から初回転倒までの中央値は約10年で、発症20年では9割近くの患者が転倒し、約35％が骨折を経験する。

　要介護状態にあるPDの年間転倒発生率は66.6％、骨折発生率は7％であった。骨折部位は上肢30％、脊椎27％、肋骨20％、大腿骨近位部13％であった。また、重篤な外傷に至った転倒の発生は日中、特に12〜18時が多く、場所は居間、台所が各々21％、次いで道路14％、廊下、寝室が10％であった。

　パーキンソン病の中では、転倒の既往、姿勢保持障害、すくみ足、起立性低血圧、尿失禁、

認知症、ウェアリングオフ現象などがあるとより転倒リスクが高いことが知られている。

代表的な転倒10事例を下記に挙げる。

【事例1】歩行中、敷居につまずいて転倒
【事例2】歩き初めに、足がすくんで前のめりに転倒
【事例3】歩行中、のれんを通り抜けようとして足が出ず、転倒
【事例4】立ち上がった後、起立性低血圧により血圧が下がり、ふらついて転倒
【事例5】冷蔵庫の扉をあけようとして、後方へバランスを崩ししりもち
【事例6】お盆をもって下膳していて、転倒
【事例7】立ってズボンを履こうとして、片足を上げた途端バランスを崩して転倒
【事例8】藤の丸椅子に座っていて、体が後方に傾いて椅子から転落
【事例9】夜、トイレに行こうとして慌てて廊下で転倒
【事例10】階段を下りている時に、最後の1段で転倒

C 転倒予防のポイント

上記を踏まえ、具体的な転倒予防対策（各職種の役割）を示す。

①理学療法士

無動や動作緩慢により動作そのものが少なくなり、二次的に筋力低下が生じやすいため、筋力増強運動を実施する。また関節可動域が狭くなりやすいので、関節可動域運動を行う。患者自身で十分動かせない場合には、療法士により他動的に可動域を広げることが必要である。姿勢そのものが前傾になったり、体幹が側方へ傾いたりし、そのまま椅子から転落する場合もあるので、アライメントを整えることも重要である。姿勢保持障害が出現する前からバランス練習を行う。椅子からの安全な立ち上がり方、座り方の指導を行う（表4-1）。すくみ足に対する環境整備も重要である。二重課題は転倒リスクが高くなるため避けるか、必要な場合は本人の注意力に合わせ二重課題の練習を行う。

②作業療法士（表4-1）

日常生活動作を安全に行うための練習・指導・環境整備を行う。体を大きく使えるように、上肢のリーチ動作の練習や、バランスの練習を実施する。扉の開け方や椅子の選び方、着替え、調理、入浴、排泄動作の練習、指導を行う。またオフ時の過ごし方など1日の時間の使い方についてもアドバイスする。

③看護師

排泄は転倒の誘因として最も多いため、表4-1に示すような排泄に対する対策を講じる。また、ベッドから安全に物を取れる場所に配置したり、物を落とさないような工夫も重要なポイントである。日常生活の中で起立性低血圧・食事性低血圧に対して気を配るようにする。

D 杖の選び方・使い方のポイント

①T字杖

表4-1 日常生活動作における転倒予防のポイント

場面	ポイント	理由
立ち座り	前屈みになりお辞儀をするようにゆっくり立ち上がる（座る）	椅子からまっすぐ立ち上がると、後方へ倒れやすい
移動場所	できるだけ広くする のれんなどは視角的に狭くなるため外す	すくみ足を予防する
すくみ足の生じやすい場所	本人の注意力に合わせ、視覚キュー（はがれにくい養生テープを使用）、聴覚キュー、触覚キューの中から適切なキューを施す	すくみ足を予防する
段差	解消するか、逆に目立たせる	絨毯の端など、わずかな段差でつまづきやすい
二重課題	移動動作に集中できるよう、歩行・階段昇降中は可能な限り両手を空ける 本人の注意力に合わせ二重課題の練習を実施する	他の動作に比べ姿勢が後回しになり（posture second strategyと呼ぶ）転倒しやすい
引き戸の開け方	戸の中央に立って開ける	体重移動を少なくする
開戸の開け方	取っ手のほうから近づき、自分と反対方向へ扉を開く	取っ手の反対側から近づくと、扉が自分のほうへ開くため後方へバランスを崩しやすい
椅子やベッドへの近づき方	側方より弧を描くように近づく	正面から近づくと、180度回転しなければならず、足がすくみやすい
着替え	座って行う	立位のままズボンをはこうとすると、片足立ちとなり、バランスを崩しやすい
椅子	背もたれ肘掛けのあるタイプを選ぶ	体幹が後方あるいは側方へ傾いて椅子から転落するのを防止する
オフ時	休息に当て無理に動かないようにする	動作緩慢や姿勢保持障害が通常より高度で転倒リスクが高い
排泄	早めにトイレに行く 介護者が声かけするあるいは早めのトイレ誘導	トイレに行きたくなって、慌てて転倒するリスクを軽減
トイレ	認知症を合併し、車椅子を利用している場合、介護者はトイレの外で待機する	介護者が来るのを待たずに車椅子へ自己トランスファーするのを予防
物品	ベッド柵にフックをとりつけたかごに日用品をまとめる	ベッド周囲にある物をとろうとして転落するのを予防
	ティッシュなどの下に滑り止めマットを敷く	落としたものを拾おうとして椅子や車椅子からの転落を防ぐ
起立性低血圧	臥床時以外には弾性ストッキングを着用する	起立時の血圧低下によるふらつき・転倒を予防
	就寝中は頭部を少しギャッジアップしておく	夜間トイレに行こうとして立ち上がった際、血圧が下がって転倒するのを予防
食事性低血圧	食後のリハビリや移動動作を避ける	食後の低血圧を予防

　姿勢保持障害を伴わない早期の患者に適している。症状が軽度であり、歩行が自立している時期からＴ字杖を使い始め、使用に慣れておくことを勧める。進行すると、リズミカルに使用することが困難になったり、接地がうまくできないなど、有効に使えない場合が多くなる。杖の長さについては、標準的な長さといわれる大腿骨大転子の高さよりやや長めにすると歩きやすくなることが多い。短すぎる場合には前傾姿勢が増強されてしまう恐れがあるため注意が必要である。

②トレッキングポールⅠ型

　Ｔ字杖同様姿勢保持障害を伴わない患者に適している。トレッキングポールⅠ型を2本使用して歩行する方法をノルディック・ウォーキング（Nordic walking：NW）といい、早期のパーキンソン病患者に適しているとされる（図4-5）。NWは上肢を使用することでいわゆ

る四足歩行となるため、下肢への負担は軽減される。そのため長い時間、長い距離を歩行することができる。また上肢の振りが改善し、体幹の回旋も引き出されることで、リズミカルな歩行を生み出すことができる。さらに、ポールを使用することで前傾姿勢やすり足を防ぐことができ、踵接地がしやすくなり、よりよい歩容で歩くことができる。

③多脚杖・多点杖

一般的には4点杖が普及している。自宅内や施設内など、平坦な場所で使用するのに適している。支持面が安定しており、杖自体が自立するメリットがある一方、支持面の広さがある故に、すくみ足を誘発してしまったり、杖につまずいて転倒を引き起こしてしまったりすることもあるため、注意が必要である。

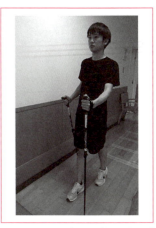

図4-5　ノルディックウォーキング
肘が90度に曲がる高さに調節する

④レーザー杖・L字杖

すくみ足がある患者に対し、視覚キューが有効な場合に有用となり得る。レーザー杖は、杖を接地させた時に踏み出し位置の目安になるレーザー光がライン状に足元に照射され、それをまたぐように歩行することで、すくみ足を防止できる。L字杖は杖先に横向きのバーを設置させることで、踏み出し位置の目安となり、一歩を出しやすくすることができる。一方で足元を見る必要があるため、下方視となりやすく、前傾姿勢を助長することがあるため、注意する。また、視覚キューが有効でない症例においては適応とならない。

E 不適切な対応

杖の使用には不向きな患者を見極め、歩行器等の補助具を検討すべきケースもある

PD患者の中には、杖を床に接地させずに宙に浮かせて歩いている患者が時折みられる。繰り返し練習してもリズミカルに接地させることができない場合は、杖の使用は不向きである。多脚杖は地面に対して垂直に接地させる必要があり、凹凸や傾斜などがある屋外での使用には不向きである。また、先述したようにすくみ足が助長されたり、つまずきの原因となることがあり、その場合には使用すべきでない。症状の進行に伴って突進現象や姿勢保持障害等が出現してくると、杖では体を支えきれなくなる。その場合には、杖ではなく歩行器等のより安定した歩行補助具を使用する。

文献

1) Postuma RB, Berg D, Stern M, et al. : MDS clinical diagnostic criteria for Parkinson's disease. Mov Disord 30 (12) : 1591-1601, 2015
2) 日本神経学会監,「パーキンソン病診療ガイドライン」作成委員会編：パーキンソン病とは. パーキンソン病診療ガイドライン2018. 医学書院, 東京, p.11-17, 2018
3) Kalia LV, Lang AE : Parkinson's disease. Lancet 386 (9996) : 896-912, 2015

3. 運動失調

浅見 豊子
(佐賀大学医学部附属病院 リハビリテーション科)

> **POINT**
> 運動失調の歩行では、歩幅や歩調のばらつき、歩隔の増大などを認める。そのため、弾性包帯や重錘バンドを下肢や杖先に用いる場合がある。交互式や2輪式などの杖先が常に接地している歩行器がよい。

A 疾患・障害の概要

運動失調とは

運動遂行にあたって、それに関与する複数の筋群が協調的に活動しない状態であり、小脳系、深部感覚系、前庭系の障害によって生じる。

円滑な協調運動を保つためには、小脳系、深部感覚系、前庭系の三系統の働きが重要であり、いずれかが障害されると運動失調をきたす。加えて大脳―小脳間の神経線維連絡の障害でも生じる。症状は四肢の動作で最も明確で、次に口腔動作で、眼球や顔面動作ではあまり目立たない。小脳性運動失調では、測定異常、歩行障害、構音障害、企図振戦などの症候が認められる。深部感覚性運動失調では、起立歩行不安定や偽性アテトーシスを認める。前庭性運動失調では、回転性めまい、悪心を伴い、羅針盤歩行などの症候を認める[1]。

重症度評価として、ICARS(International Cooperative Ataxia Rating Scale)やSARA(Scale for the Assessment and Rating of Ataxia)などがある[1]。

B 転倒とそれに伴う障害の特徴

運動失調の歩行の特徴としては、左右へのよろめき、円滑性の低下、歩幅や歩調のばらつき、歩隔の増大などが挙げられる。また、上肢の失調症のために杖の使用が困難な場合があるので留意する。

C 転倒予防のポイント

弾性包帯や重錘バンドを用いた歩行も有用

失調に対するリハビリテーション療法としては、小脳性には重錘と弾性包帯、深部感覚性にはFrenkel体操、迷路性には平衡反応の訓練などが選択されることが多いが、臨床現場ではこれらを組み合わせ、関節可動域や筋力の維持改善をはかりながら視覚や触覚によるフィードバック系の代償下で歩行練習やバランス練習を行う。移動能力の改善のためには、歩行器や車椅子、環境調整を行うことが重要である。

第4章 脳・神経疾患における杖の選択と使い方

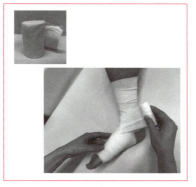

図4-6 弾性包帯

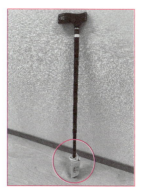

図4-7 重錘付きT字杖

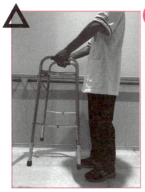

図4-8 固定型歩行器

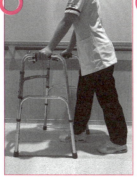

図4-9 交互型歩行器

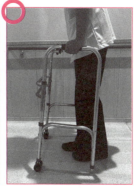

図4-10 2輪型歩行器

　弾性包帯（巻く範囲は、両下肢から骨盤帯まで）や重錘バンド（重量は、一般的には各500〜800g）を用いた歩行も有用である。弾性包帯の作用機序としてはcutaneous fusimotor reflexを介した筋紡錘からの求心性発射の増加が考えられており（図4-6）、重錘の作用機序としては前記以外に神経生理学的機序や慣性の増大などの機序も示唆されている[2,3]（図4-7）。

D 杖の選び方・使い方のポイント

　杖や歩行器の杖先に重錘をつけて前腕全体に体重をかけるようにして使用する[4]。
　歩行器の種類としては固定型よりも交互型や2輪型などの歩行時に常に杖先が接地しているものが安定性はあると考えられる（図4-8〜4-10）。

E 不適切な対応

　上肢の失調症のために杖先が接地していない時は立位歩行状態が非常に不安定になるので、十分な注意が必要である。不適切な種類や使用方法になっていないように、処方、適合、

評価、指導を十分に行う必要がある。

文献

1) 日本神経学会監,「脊髄小脳変性症・多系統萎縮症診療ガイドライン」作成委員会編：脊髄小脳変性症・多系統萎縮症診療ガイドライン2018. 南江堂, 2018
2) 間野忠明, 高橋和郎, 藤本一夫ほか：弾力性緊縛帯装着による運動失調療法の神経機序について. 厚生省特定疾患・脊髄小脳変性症調査研究班, 昭和54年度研究業績集. p.256-261, 1980
3) 眞野行生：運動失調における姿勢調節. 総合リハビリテーション, 13：95-100, 1985
4) 出江紳一：歩行訓練. 現代リハビリテーション医学改訂, 第2版（千野真一監）. 金原出版, 東京, p.283-295, 2005

杖百景 17

駕籠かきの息杖

　駕籠（かご）は人を乗せて人力で運ぶ乗り物のこと。駕籠の天井部分に長い一本の棒を通して吊るし、複数人で棒を前後から担いで、駕籠の中に人を乗せて運ぶ。前を担当する駕籠かきを先棒（先肩）、後ろを後棒（後肩）と言う。江戸時代まではよく利用されたが、明治に入り、道路が整備されるに伴い、急速に人力車に取って代わられ、明治5（1872）年までには、ほぼ姿を消したとされる。

　駕籠かきが持つ長い杖は、移動をする際にからだのバランスを取ったり、休息する時に自身を支えたりするのに使われ、その名を息杖（いきづえ）と言う。

　駕籠かきは飛脚と同じく、半身姿勢を維持した片踏走法（ナンバ走り）を実践していて、息杖でバランスを取りつつ、運搬時の疲労の軽減を図るという合理的な動作となっていた。

　『五瓣の椿』（山本周五郎）の序章や『松緑芸話』（尾上松緑）にも、駕籠かきの様子を表現するために「息杖」という言葉が現れる。

4. 特発性正常圧水頭症

鮫島 直之[1]，東内 大介[2]，本田 昌義[2]
(1) 国家公務員共済組合連合会東京共済病院脳神経外科，2) 国家公務員共済組合連合会東京共済病院 リハビリテーション科)

> **POINT**
> シャント手術によって歩行障害の改善がみられるケースも多い一方で、転倒予防の観点からは杖の導入に疑問がもたれる場合もある。治療状況や患者の状態を確認しながら検討したい。

疾患・障害の概要

歩行障害、尿失禁、認知症を特徴とする近年注目の疾患

　特発性正常圧水頭症（idiopathic Normal Pressure Hydrocephalus：iNPH）は、高齢者の脳室に脳脊髄液がたまり脳の圧迫が進むことで易転倒性となる疾患として最近特に注目されている。疫学調査では地域在住高齢者の0.2～3.7%と推定され、頻度の高い疾患であることがわかってきた[1]。パーキンソン病よりも有病率、転倒率は高く、すり足歩行の高齢者が転倒した場合には、まずこの疾患を疑う必要がある。

　iNPHは、歩行障害、尿失禁、認知症の3症状が特徴的とされている。歩行障害は、ほぼ必発で初期から出現する。小刻み歩行（small-step gait）、すり足歩行（magnet gait）、足が開く開脚歩行（broad-based gait）の3つが特徴である。これらの歩き方は失行性・失調性歩行と呼ばれ、歩行中に著明に変動し起立時や歩行開始時、方向転換時には特に不安定になり容易に転倒する。他にも特徴として足を床から持ち上げられずにモゾモゾと足踏みし、歩行を開始できない（start hesitation）。また、突進して上手く止まれずに転倒してしまう。歩行速度が遅くなり、長時間、あるいは長距離の歩行ができなくなる。初期段階から転倒しやすいので散歩や買い物、旅行先など屋外で転倒することが多い。

転倒とそれに伴う障害の特徴

転倒・骨折が非常に多い疾患。初期段階でもまったく安心はできない

　iNPHと転倒の関係について、われわれはprobable iNPH患者259例の転倒の既往と、それに起因する骨折の発生頻度を調査した[2]。さらに転倒場所、転倒様式についての聴取を行った132例を加えた391例についての調査結果を示す。

　391例中、333例（85.2%）に転倒の既往があり、94例（24.0%）に骨折を認めた。転倒の特徴をみると高齢のiNPH患者に転倒が多いわけではなく、すべての年齢層でiNPH患者は転倒し骨折しやすいことが判明した。TUG（timed up and go）スコアが高くなるにつれて転倒率も骨折率も上昇したが、TUGスコアが11～15秒の比較的症状の軽い患者でも74.1%とおよそ4人中3人と高率に転倒していることが判明した。すなわち、iNPH患者の転倒は、歩行

が困難な重症例だけに多いわけではなく、症状が比較的軽い初期段階の日常的に屋外歩行を行っている患者にも多いことが特徴である。われわれの転倒場所調査でも自宅などの屋内よりも路上など屋外での転倒（61.1％）のほうが多かった。屋外では、ちょっとした段差、緩やかな坂道、さらには平坦なアスファルトでも転倒がみられた。転倒様式調査では、突進し止まれずに転倒（33.6％）、すり足でつまずいて転倒（24.2％）、方向転換時にふらついて転倒（27.1％）、尻餅など後方への転倒（14.9％）となっており、半数以上は前方への転倒であった。

転倒予防のポイント

①シャント手術により歩行障害が改善され転倒リスクも軽減される

　重要なことは、iNPH患者の場合、シャント手術を行うことで歩行障害の改善がはかれることである。患者によっては、転倒のリスクが軽減できることが期待される。転倒予防のポイントは診断から治療につなげることである。国内で行われた2つの多施設共同前向き研究でシャント術の有効性と安全性が証明された[3]。特に脳への穿刺を必要としないで、腰部くも膜下腔から腹腔へ髄液を導く、LPシャント（Lumbo-peritoneal shunt）の手術法が選択されることが近年増加している。

　iNPHの診断に関しては、特徴的な3症状（歩行障害、尿失禁、認知症）の他、画像診断では特徴的な脳室拡大を示すことが多い。典型例では、高位円蓋部のくも膜下腔は狭小化するが、シルビウス裂は開大するDESH（disproportionately enlarged subarachnoid-space hydrocephalus）所見がみられる。しかし典型的な画像ばかりではないので、疑った場合にはiNPHを専門的に診断・治療している医師と連携しタップテストを施行するなど追加の検査を行い診断する必要がある。

②きちんとした診断で防げる転倒も多い

　ガイドラインに基づいた最近の疫学調査では、iNPH疑いの人は、地域在住高齢者の0.2～3.7％（研究を加重平均すると、高齢者の1.6％）にみられ、比較的頻度の高い疾患である可能性が指摘されてきた。まだ見過ごされている患者が多く存在することが推定され、このような転倒を起こす歩行障害に尿失禁、認知症が加われば、iNPHを疑い検査をすすめることが重要である。骨折既往のあるiNPH患者であっても治療で改善がみられる。転倒し大腿骨骨折したiNPH患者は、シャント手術で症状が改善できるにもかかわらず、歩けないのは骨折が原因と考え、その後の診断や治療をあきらめてしまう患者も多い。iNPHが転倒や骨折、その後の歩行障害の原因と考えた場合、少なくともタップテストを実施し、歩行障害が改善するかを見極めることが重要である。高齢者の転倒や骨折患者とファーストコンタクトをもつ医師、理学療法士、作業療法士、看護師、訪問看護師、ケアマネージャー等が連携し、iNPHの早期の診断、シャント治療につなげていくことが課題である。

D 杖の選び方・使い方のポイント

①杖で支えきれる状態かを見極める。歩行器が有効な場合も

　易転倒性疾患である特発性正常圧水頭症（iNPH）の患者に杖は有効であるかという問題がある。一般的に杖は足の怪我や脳梗塞などの麻痺のため、足に脱力がある場合に腕の力で足の力を補助して歩くときに有効である。iNPHの歩行障害は片側の脱力というよりは、すり足、小刻みになる歩容からつまずいて前方に大きくふらつくため、iNPHの歩行障害そのものには杖の効果は少ないと考えている。特に初期には、TUGスコアが10秒から13秒と良い段階でも屋外の路上などで前方へつまずいたり、突進したりして転倒するので杖では支えきれないことが多い。短距離ではそれほど歩行障害が目立たなくても歩行速度は遅く、長距離歩行の際により不安定歩行が出現してくることがある。ある程度進行してきたiNPHの方には、バランス不良の転倒を避けるために歩行器が有効な場合がある。その際には ブレーキがついているものが突進現象には有用である。

②神経疾患や整形外科疾患の併存に留意する

　iNPH患者に杖がまったく不要というわけではない。iNPHに罹患する患者の多くは70～80代の高齢者であり、シャント術後はすぐに歩行がまったく問題ないほどに改善する方もいれば、廃用が進んで回復までに期間が必要な方、水頭症が治っても元のフレイルの進行により筋力低下のある方、パーキンソン病をはじめとした神経疾患を併存している方、腰や膝に痛みを伴う整形外科疾患を併存している方も多数おり、その場合には治療後であっても転倒予防としての杖は必要なケースとなる。

E 不適切な対応

病状の進行を確認しながら杖の使用を判断していく

　iNPHの歩行障害の場合には、疾患に対する治療を優先する。杖の使用はその病状の進行に応じて使用する。杖を使用しても病状が進行してくる可能性があり診断は重要である。iNPHの治療を実施し歩容が改善しても、状態によって適切な杖の使用の必要性を判断するのがよい。

文献

1) 「特発性正常圧水頭症の診療ガイドライン作成に関する研究」班，日本正常圧水頭症学会監：特発性正常圧水頭症診療ガイドライン，第3版．メディカルレビュー社，大阪，2020
2) 鮫島直之，桑名信匡，渡邊 玲ほか：特発性正常圧水頭症患者の易転倒性と骨折の既往．日本転倒予防学会誌，1 (3)：37-42, 2015
3) Kazui H, Miyajima M, Mori E, et al.：Lumboperitoneal shunt surgery for idiopathic normal pressure hydrocephalus (SINPHONI-2)：open-label randomized trial. Lancet Neurology, 14 (6)：585-594, 2015

5. 末梢神経障害

橋本 里奈[1]，丸山 聡[2]，饗場 郁子[1]
（1）東名古屋病院脳神経内科，2）東名古屋病院リハビリテーション科）

末梢神経が障害されると運動麻痺や感覚障害が出現し、歩行が障害される。
手や足の症状が強いことが多いため、履物や下肢装具、杖を適切に選択し、転倒を防ぐ必要がある。

 疾患・障害の概要

①末梢神経とは

　末梢神経は運動神経、感覚神経、自律神経から構成され、脳・脊髄からなる中枢神経を除いた神経系の総称である。運動神経は脊髄もしくは脳幹にある運動ニューロンから神経筋接合部まで、感覚神経は脊髄後根節にある感覚ニューロンから感覚受容体まで軸索を延ばす。

　脊髄にある脊髄前角細胞は、下位運動ニューロンの細胞体であることから、末梢神経に含めて議論されることがある。末梢神経の神経線維は最長で約1mと、ヒトの1つの細胞としては非常に長いことから、さまざまな障害を容易にきたしうる。

②末梢神経障害の概要

　末梢神経のうち、細胞体、軸索、軸索を取り巻く髄鞘のいずれが障害されても麻痺の原因となる。また、絞扼性ニューロパチーと言われる外的圧迫による末梢神経障害から、糖尿病やビタミン欠乏といった代謝性、栄養障害性ニューロパチー、ギラン・バレー症候群や慢性炎症性脱髄性多発神経炎（chronic inflammatory demyelinated polyneuropathy：CIDP）のような自己免疫性疾患、遺伝性ニューロパチーであるシャルコー・マリー・トゥース病など、その原因も多岐にわたる。表4-2に末梢神経障害の代表的な疾患を示す。

　末梢神経障害は大きく分けて、単独の神経が障害される単神経障害と、複数が障害される多発神経障害のいずれかを呈することが多い。単神経障害の場合は、足関節背屈を支配する腓骨神経が障害されたときには、つま先が下に垂れ下がる「下垂足」を生じる。多発神経障害の場合、手や足先にいくほど感覚障害や運動麻痺などの症状が強くなり、「手袋靴下型」と呼ばれる症状を呈する。腕や太ももを動かしたり、しゃがみ立ちはできるが、「ペットボトルの蓋が開けられない」「つま先立ちができない」「スリッパが脱げる」といった日常生活の不自由が生じる。罹病が長期にわたると、筋萎縮が生じ、手や足に変形を生じることがある。特に足趾の変形は「ハンマー趾」と呼ばれる（図4-11）。

表4-2 末梢神経障害をきたす疾患

単神経障害

絞扼性ニューロパチー
（手根管症候群，橈骨神経麻痺，腓骨神経麻痺など）

多発神経障害

自己免疫性
　ギラン・バレー症候群
　慢性炎症性脱髄性多発神経炎（CIDP）
　POEMS症候群
傍腫瘍性
代謝性・栄養障害性
　糖尿病
　ビタミンB_1欠乏
　アルコール
感染症
　らい，ジフテリアなど
有毒物質
　ヒ素，有機水銀，鉛，ノルマルヘキサンなど
薬剤性
　抗がん剤，抗菌薬など
遺伝性
　シャルコー・マリー・トゥース病
　家族性アミロイドポリニューロパチー

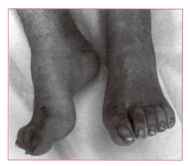

図4-11　ハンマー趾

B 転倒とそれに伴う障害の特徴

歩行障害によるつまずきや、感覚障害によるふらつきによる転倒が生じやすい

　下肢に多発神経障害を生じた場合、「鶏歩」と呼ばれる特徴的な歩行障害を生じる。これは足関節の背屈が十分でないために、足を蹴り出す時につま先の挙上が不十分となり、これを補うために股関節・膝関節をより屈曲させることで代償する歩行である。すなわち、高く膝を持ち上げ足先が垂れ下がった歩き方になる。疲労により下肢挙上が不十分となり、つま先が十分上がらず小さな段差などにつまずいて転倒の原因となる。また、末梢神経障害では足関節の固定が不十分となりやすく、着地の際に足の内反や外反を生じやすい。運動麻痺だけでなく、感覚障害（特に深部感覚障害）が加わるとふらつきが生じやすくなる。また、ふらついた際に下肢筋力低下や感覚障害の影響で、バランスを制御しきれずに転倒に至ることも多い。感覚障害のうち痛覚障害が高度な場合、骨折や打撲、靴擦れなどのケガがあっても、患者自身では気がつかないことがある。

C 転倒予防のポイント

①安定性を高める靴や用具の使用でつまずきを防ぐ

　末梢神経障害患者における転倒予防のポイントは、「いかにしてつまずきを防ぐか」である。筋力低下の程度によって対応は異なる。遠位筋の軽度の筋力低下の場合には、ブーツやハイカットの靴を履くことで、下垂足を防ぐことができ、歩きやすくなることがある。また、インソールや市販の足関節サポーターを併用することで、関節を安定させ、足底全体で接地

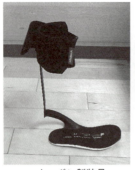 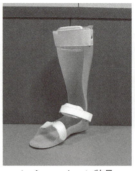 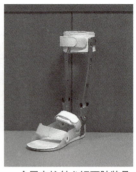

a. カーボン製装具　　b. シューホーン装具　　c. 金属支柱付き短下肢装具

図4-12　さまざまな下肢装具

しやすくなるため、安定性の向上につながる場合がある。これらを使用してもつまずきを抑えられない場合には、下垂足を防ぐための下肢装具の使用が勧められる（図4-12）。近年、プラスチック装具に加え、カーボン製の短下肢装具（図4-12 a）が普及してきている。これは通常の装具の利点である下垂足の予防の他、カーボンの反発力を利用できるため歩行速度の向上が期待できる。下肢近位筋の筋力が比較的保たれている場合に限られるが、日常の活動量の多い患者に適している。足関節底屈筋の出力低下が強い場合や下肢近位部の筋力低下がある場合には、下肢の支持性を向上させるために、背屈制限の強いシューホーンタイプの装具や、金属支柱付き短下肢装具などが適応となる（図4-12 b、c）。また足関節底背屈筋の筋力低下に伴い、立脚時に反張膝を呈する症例もあり、その場合にも下肢装具が適応となる場合がある。

足の変形がある場合、自分の足に適合した靴選びも重要である。特に足の甲の高さや、つま先の幅は靴擦れの原因となるため、しっかり合わせることが必要である。

②わずかな段差の原因にも注意する

生活環境への配慮も重要である。つま先の挙上が不十分となるため、スリッパの使用は避ける。また、わずかな段差でもつまずきの原因となるため、絨毯やラグなど敷物にも注意が必要である。疲労すると下肢挙上が不十分となり転倒しやすくなるため、患者自身が自分の体力・疲労度を普段から把握するよう指導する。

D 杖の選び方・使い方のポイント

手関節以遠の機能などによって適応となる杖が異なってくる

主に手関節以遠の機能の程度により杖の種類を決定する。手関節以遠の機能が保たれている場合には、T字杖の使用が可能である。持ち手の部分を片手で把持することができ、体重を支持しても手関節の安定性が保たれる程度の筋力が必要となる。一方、手指の関節可動域制限や筋力低下が著明な場合には、前腕部分のカフで体重を支持することができるロフストランドクラッチが有用である（図4-13）。杖のグリップを握ることができない場合には、杖

第4章　脳・神経疾患における杖の選択と使い方

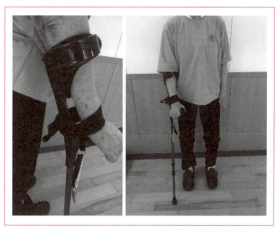

図4-13　ロフストランドクラッチ

と手関節を固定させるためにベルトを装着し、手関節部分に巻き付けて安定を図るなどの工夫をするとよい（図4-13）。下肢の機能によって、杖を一側上肢で持つか、両側で持つかを選択する必要がある。主に一側下肢の支持性が保たれている場合には、同側の上肢にて杖を使用し、より低下している側の下肢をサポートするのが一般的である。両側下肢の筋力低下が重度であり、一側のみでは支えきれない場合には、両側上肢で使用することが望ましいが、自宅内など狭い空間で使用する場合には、取り回しがしづらいため、一側上肢に杖、他側上肢にてテーブルなど安定した支持物をつたうことで、移動しやすくなる。

E 不適切な対応

患者それぞれに応じた装具・杖を選択する

　合わない靴や装具、不適切な杖を使い続けると転倒やケガの原因となる。患者に適した靴や装具、杖を選ぶことが重要である。また、重度のギラン・バレー症候群のように、体幹および下肢近位部の筋力や感覚が重度に障害される症例では、杖の使用のみでは姿勢保持が困難となるため、歩行器などのより安定性を確保できる歩行補助具の使用が必要となる場合がある。

杖百景 18

チャーチルの杖

　ウィンストン・チャーチル（1965年、90歳没）は、イギリスの政治家・軍人・作家で、第2次世界大戦時の首相として強力な統率力を発揮して連合軍の勝利に貢献した。
　葉巻を好み、酒豪であり、熱烈な愛猫家としても知られている。そして、当時の英国紳士のたしなみとして、いわばアクセサリーの一つとして、ステッキを右手に持ち行動していた。
　第2次世界大戦後、1949年以降、8度の脳卒中を患ったとされ、チャーチルが実際に「杖」としてステッキを利用したのは、病に倒れてからという。テムズ川のほとり、ビッグベンを臨むようにパーラメントスクエア（議会広場）に立つチャーチルの彫像も、右手にステッキを持っている。「ヒトラーから世界を救った男」（2017年の英国映画『ウィンストン・チャーチル』のサブタイトルになっている）と呼ばれた英雄の足元を杖が支えていた。

6. 頭部外傷

浅見 豊子
（佐賀大学医学部附属病院 リハビリテーション科）

POINT 高齢者の頭部外傷は、屋内などでの転落、転倒事故によるものが多い。予防としては、杖使用による立位歩行の安定性獲得のほか、環境調整（段差、手すり、照明、動線などの検討）も重要である。

A 疾患・障害の概要

①頭部外傷とは

　頭部外傷とは，直接または間接的に外力が作用して頭蓋内外の組織に器質的ないし機能的損傷を生じるものを総称する。損傷される組織は頭部の軟部組織や頭蓋骨，髄膜，脳実質，脳神経，血管などすべてを含み，また頭部外傷後の合併症や後遺症なども含めて取り扱われる[1]。日本外傷データバンク（Japan Trauma Data Bank：JTDB）の報告[2]では2012年から2016年の4年間で，入院を要した頭部外傷患者は20,830人であり、骨折など下肢外傷の発生率とほぼ同等であった。年間の頭部外傷数としてはおよそ28万人と推定されている。死亡原因の統計上、「不慮の事故による死亡」は第5位、死亡総数の4％を占めるとされるが、この中でも交通事故死が非常に重要であり、交通事故による頭部外傷の死亡率はおよそ5％で、逆に頭部外傷死の原因の60％は交通事故による。その他の原因として転落、転倒、幼児虐待などが挙げられる[3]。

②高齢者と頭部外傷

　高齢者の頭部外傷の特徴としては、自宅や自宅周囲、施設での転落、転倒事故によるものが多い。夜間の排便、排尿の際のベッドやトイレ周辺での転倒事故も少なくない。これは、四肢体幹の筋力低下やバランス低下が影響しているが、さらに転倒時の防御反応低下は頭部に直接的な強い外力が作用することにつながってしまう。また、薬物（降圧剤、鎮静剤など）による血圧低下も原因になるため、薬物療法開始時には注意が必要である。そして、比較的軽微な外傷でも、重篤な硬膜下血腫を形成する場合があり、心臓疾患などで抗凝固療法（ワーファリン）や抗血小板凝集阻害剤（アスピリンなど）を服用している高齢者では、止血機構が作用せず、重篤な頭蓋内出血をきたすことになるので注意を要する。

③形態的分類

　頭部外傷の形態は古典的に大きく、（1）局所性脳損傷と（2）びまん性脳損傷の2つに分けられる。臨床的にはこれらが混在することもある。

補遺1　日本語版STRATIFY

患者名　　　　　　　　　　　　　　　　　　生年月日

評価日　　　　　　　　　　　　　　　　　　評価者の署名

ベッドから椅子へ移動する際の、患者の能力を最もよく表す回答を以下からひとつ選んでください。

回答	スコア
不可能	0
介助が大いに必要	1
介助が多少必要	2
自力で可能	3

患者の可動性を最もよく表す回答を以下からひとつ選んでください。

回答	スコア
可動性なし	0
車椅子を利用し、自力で可能	1
歩行器使用	2
介助者一人で歩行可能	2
自力で可能	3

移動と可動性のスコアを足し、次の質問に答えてください。

1. 移動と可動性のスコア合計は3または4ですか。

回答	スコア
はい	1
いいえ	0

2. 患者は転倒や転落が理由で来院したのでしょうか。
　または、入院後、病棟内で転倒や転落したことがありますか。

回答	スコア
はい	1
いいえ	0

3. 患者には、日常的な動作に影響するほどの視覚障害がありますか。

回答	スコア
はい	1
いいえ	0

4. 患者は落ち着きを失っていますか。

回答	スコア
はい	1
いいえ	0

5. 患者は一般よりも頻繁に排泄すると思いますか。

回答	スコア
はい	1
いいえ	0

質問1－5の合計	

0＝リスク小　　1＝リスク中　　2以上＝リスク大

図4-14　日本語版STRATIFY

STRATIFYおよびMFS（Morse Fall Scale）は開発者であるOliverの許可を得て高取克彦らにより作成された。
（高取克彦, ほか：日本語版 STRATIFY および Morse FallScale の作成と有用性. 理学療法学, 38（5）：382-389, 2011[7] より転載）

B　転倒とそれに伴う障害の特徴

運動障害だけではなく高次脳機能障害（記憶障害、注意障害、遂行機能障害、社会的行動異常）を認めることがあり、社会復帰が妨げられる場合も多い。

C　転倒予防のポイント

高次脳機能障害がある場合などには指導に留意する。家庭・施設の環境調整も重要

運動障害で問題となるのは失調・振戦・運動緩慢であるので、重錘負荷（本章「3. 運動失調」の図4-7）や視覚代償などを利用する。しかし、脳幹部の障害においては、失調のある非麻痺側上肢を用いるより麻痺側上肢を用いたほうが有効な場合もある。高次脳機能障害がある

場合は自己管理能力が劣るので指導方法などには十分留意する必要がある。

　高齢者の杖の使用による立位歩行の安定性獲得のほかに、家庭や施設などでの段差の解消、手すりの設置、照明の検討、寝室やトイレの動線の検討などの環境調整も重要である。転倒・転落アセスメントツール（図4-14など）による転倒危険度の把握も有用である[4〜7]。

D 杖の選び方・使い方のポイント

　本章「1. 脳卒中後遺症」や「3. 運動失調」の記載に準じた対応をする。

E 不適切な対応

　高次脳機能障害のことを念頭においておくことも重要である。高次脳機能障害がある場合は、注意力障害や遂行機能障害などのために、杖がうまく使用できないこともあるので、運動障害のレベル以上に転倒リスクが増大することになる。

文献

1) 重森　稔：頭部外傷．標準脳神経外科（山浦　晶，田中隆一，児玉南海雄編）．医学書院，東京，p.241, 273, 1999
2) Japan Trauma Care and Research（日本外傷診療機構）：Japan Trauma Data Bank Report 2017（https://www.jtcr-jatec.org/traumabank/dataroom/data/JTDB2017.pdf）
3) KOMPAS（https://kompas.hosp.keio.ac.jp/contents/000276.html）
4) 不破　功：高齢者頭部外傷と転倒スコア（https://www.hospital.arao.kumamoto.jp/health/health_talk/health_talk31.html）
5) 鳥羽研二，大河内二郎，高橋　泰ほか：転倒リスク予測のための「転倒スコア」の開発と妥当性の検証．日本老年医学会雑誌，42（3）：346-352, 2005
6) 鈴木みずえ，梅原里実，上内哲男ほか：転倒・転落アセスメントツールに関する提言（https://www.tentouyobou.jp/content/files/risuk%20assessment/20200725%20teigen%20risk%20assessment.pdf）
7) 高取克彦，岡田洋平，梛野浩司ほか：日本語版 STRATIFY および Morse FallScale の作成と有用性—リハビリテーション病院における転倒の予測妥当性について—．理学療法学，38（5）：382-389, 2011

Column
「私と1本の杖との出会い」
～ロフストランドクラッチのアトリエを訪ねて～

鮫島 直之
（東京共済病院脳神経外科）

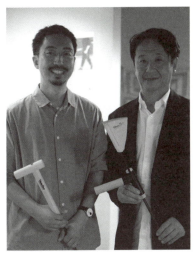

宮田尚幸さん（左）と著者

　先日、私の外来受診に来たHさんが見慣れない杖をもってきた。杖の軸はカーボンでできていて、グリップは木製。腕を支える部分は革でできているロフストランドクラッチであり、とてもきれいなフォルムに目を奪われた。Hさんはとても嬉しそうに杖を見せてくれた。普段、杖を使わない私でも機能的にも優れていることがすぐに感じ取れた。今回、「杖と転倒予防」について考える機会をいただき、ぜひとも、その杖の製作者である宮田尚幸さんにお話しが聞きたくなり東京都大田区にあるアトリエを訪ねた。

　自宅兼アトリエである一軒家の室内は木材を基調とした非常に落ち着いた空間で心を落ち着かせる雰囲気に包まれていた。宮田さんの経歴とともにデザインの力で杖はどのように変化するのか詳しくお聞きした。

鮫島　とても落ち着いていて居心地のよい場所ですね。杖のアトリエを作ろうと思った経緯について教えてください。

宮田　ありがとうございます。アトリエは来てくださる方が安心できるような環境とこちらの杖の発祥の地であるデンマークの空気感を感じられるようにデザインしました。経緯は、大学でプロダクトデザインとエンジニアリングを横断的に学んだ後に文具雑貨のデザインや革を使った質の高い装飾小物のブランドのデザイナーとして働いていましたが、ものづくりの思想を深めた30歳を機に「人が生活するうえでより必要不可欠なものを作りたい」との思いから退職して、デンマークに留学したことが始まりです。全寮制のフォルケホイスコーレンという北欧独自の教育機関の存在を知り、中でも今まで生きてきた世界とまったく違う分野の障害福祉に特化したエグモント・ホイスコーレンを選びました。そこでは、障がいを持つ生徒と持たない生徒が一緒に活動をして、どのようにしたら障がいの壁がなく生活できるかをさまざまなアクティビティを通じて学びます。そんな留学生活の中でカスタムメイドの杖をハンドメイドで製作するデンマークの工房Vilhelm Hertz（ヴィルヘルム・ハーツ）と出会いました。

鮫島　ヴィルヘルム・ハーツの杖は特別だったのですか。

宮田　そうですね。コペンハーゲンで開催された車椅子や医療用ベッドなどの国際福祉機械展を訪問した時にヴィルヘルム・ハーツの杖に出会い、心を打ちぬかれました。すぐに工房を見学させても

らって、職人の考え方にも非常に共感して、「ここで働きたい」と頼み込んで、半年間住み込みで働かせてもらいました。杖の美しさだけではなく、彼らの製作過程のこだわりや、お客さんと職人の関係がとてもフラットなことに気づいたのと、この杖で人生が変わったというお客さんのストーリーなどを聞いて、「この杖づくりを習得して日本の人たちに伝えたい」という強い思いが芽生えました。現地では杖 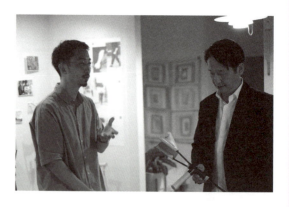 の製作だけではなく彼らの働く姿を映像や写真に残すことにも力を入れました。彼らの思想を日本に持ち帰り、4年の歳月を経て、2023年4月に日本製モデルの受注を開始すると同時にアトリエを開きました。

アトリエには、デンマーク製のモデルと、2023年4月に発表した、木工、金工を高い技術を持った日本の職人に依頼し、革パーツは自身で製作する日本製モデルのロフストランドクラッチがいくつか並ぶ。それを手に取り、実際に使わせてもらいながら、その特徴について尋ねた。

鮫島 ヴィルヘルム・ハーツのロフストランドクラッチはどのような方が使うとよいのですか。

宮田 ロフストランドクラッチは、T字杖よりも体重を支えられるので歩行がより安定します。3本目、4本目の脚として転倒を防ぐだけではなく、体重を部分的に支えることができるので、T字杖では歩行が難しく歩行器に移行しないと歩けない方でも、この杖であれば歩行することが可能です。足腰に慢性的に痛みや不具合がある方にも有効です。用途によってT字杖か松葉杖の選択となることが多い日本とは異なり、ヨーロッパでは、荷重をかけられる点で、その間に位置するロフストランドクラッチがより広く普及しています。ヴィルヘルム・ハーツのロフストランドクラッチは、カーボンでできた軸が地面に着いた時の衝撃をしなることで和らげ、衝撃が直接手、肘、肩にかかり痛みが出ることを防いでいます。グリップは木でできており柔らかいので手にやさしく、長く使うことで腕を包む革がなじんでくることも特徴です。

ヴィルヘルム・ハーツでは、杖の機能性だけではなく見た目の美しさをとても大切にしていて、杖を使う人が、納得して杖を使えるように「杖の機能性と美しさ」のどちらも追求することが大切だという。

鮫島 ふと私の外来に通院している患者さんの中に、「杖を持ちたくない」と話したり、家族が「杖を持ってくれなくて困る」と話す方がいるのを思い出しました。皆さんが持ちたくなる杖なのですね。

宮田 ヴィルヘルム・ハーツの杖を使うようになって、周りからかけられる言葉が変わったと聞きました。以前は杖で歩いていると「大丈夫ですか」と声をかけられることが多かったそうですが、「その杖、すてきだね」「どこで買ったの」に変化したと。褒められることで「杖に合わせて服を変えて

みようか」「用はないけど、外に出てみようか」と気持ちが明るくなり行動にも変化が出てきます。体を動かす機会が増えると、それがまた気持ちにプラスの影響を与えます。障がいを抱えているからといって、自分が望まない道具を使っていたら、人間の尊厳にも影響を与える可能性もあるでしょう。自分らしくいられる道具を作っていきたいです。

　機能と意匠のバランスが取れていることは、優れたデザインに基づいていることを示し、そうした道具の開発は、障がいを抱えた人の気持ちをも豊かにすることにつながるという。最良のものを作りたいという熱意の先に「この杖をついて歩きたくなる」と使い手が感じる杖をつくることが大事な視点であると感じた。

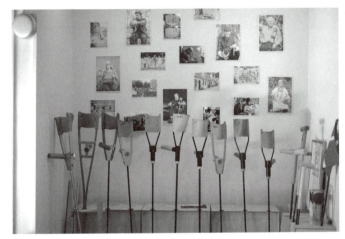

ヴィルヘルム・ハーツは2014年にデンマークの2人の職人が生んだ杖のブランド。2018年に宮田が工房に住込みで働き、日本を任される。2019年から日本でデンマーク製の杖の販売をしていたが、アフターフォローやエネルギー問題を解消するため、本国の職人との対話を重ね、日本製の開発を決意。高い技術を持った日本の職人との協働により2023年4月から日本製の製造販売を開始。その取り組みが高く評価され、2022年GOOD DESIGN AWARD金賞、2024年German Design Awardのヘルスケア部門優秀賞受賞。

1. スポーツにおける杖

久保 拓也，黒川 秀明，田中 徹，小江 康晴，山本 昂輝，内田 泰彦
（健康リハビリテーション内田病院）

> **POINT**
> スポーツではさまざまな競技で杖には本質的な役割が与えられている。
> 特にスキー、トレッキング、杖術などにおける杖の形・機能・役割について述べる。

　スポーツや舞台芸術などでも古来から杖は用いられてきた。ここからはそうした文化・スポーツの分野で杖がどのように用いられてきたかを記していく。

　ここではスポーツにおける杖にふれていくが、競技における本質的かつ機能的な役割を与えられているのが舞台芸術と比較した場合の特徴となるだろう。特にそうした役割が顕著であると思われるスキー、ノルディック・ウォーキング、登山・トレッキング、古武術である杖術を取り上げた。

① スキーにおける杖の役割

　スキーにおける杖は一般的にストックと呼ばれている。スキーの歴史は古く紀元前より狩猟や移動手段として北欧やロシアなどの地域で行われていたが、その頃ストックはなく、弓や槍をその代わりとしていた。ストックが確立されたのは、1880年、ノルウェーにスキークラブが設立された際、木製の2本式が使われたことが始まりとされる。

　主な用途として、①バランスを取る、②ターンのタイミングを計る、③平地で漕ぐ、④フォームを矯正する、⑤ストックを用いてスキーを外すなどがある。

　材質は木製の物から始まり、後に竹製が登場。雪面に固定するリングや石突などが追加され、1930年頃には金属製で耐久性がある現代の形に近い物が使われるようになった。現在の主流はカーボンやアルミ製であり、カーボンは軽くて丈夫、コントロールしやすいなど初心者向けとされているが、劣化により突然折れたり、高価というデメリットがある。アルミは強度もあり突いた時の力が伝わりリズムが取りやすく、また安価であるというメリットがあるが、反面曲がりやすく、コントロールが難しいため上級者向けとされている。

　今日では、ストックの適切な長さは、身長の68〜70％と言われており、固定式と伸縮式の物が主流である。

② ノルディック・ウォーキングにおける杖の役割

わが国において、ノルディック・ウォーキングは健康運動として認知されてきている。元は、雪原を滑るウインタースポーツである「クロスカントリースキー」の選手が、雪のない夏期の強化トレーニングとして行っていたものが原型で、フィンランド発祥と言われている。しかし、わが国で行われている健康運動としてのノルディック・ウォーキングは、杖を後方に両手で突き、四足歩行動作となることによる「関節保護」「筋力補助」「転倒予防」「上半身使用による消費カロリーの増大」をメリット（主目的）としているため、ポール・ウォーキング（ノルディックウォーク）と呼ばれるものになる。ここで使われる杖の素材はアルミ、カーボンが多く、「ストラップ」「グリップ」「シャフト」「チップ＝石突（杖先ゴム）」で構成されている。また、石突（杖先ゴム）の形が尖っている物（アスファルト用）、半月型の物（アスファルト・芝など）などがあり、地面の状態に合わせ歩きやすく（不安定に）設計されており、安定性を重視した高齢者が使う杖の石突と大きな違いと言える。

③ 登山・トレッキングにおける杖の役割

登山（トレッキング）に杖は、古来より使われてきた。古くは、「山伏の金剛杖」などが挙げられるが、現代において、登山（トレッキング）における杖は「トレッキングポール」と呼ばれており、「登坂時の下肢負担軽減（推進力）」「下山時の下肢負担軽減（衝撃緩和）」「支持基底面が広く取れることによる、バランス能力の向上」が役割として挙げられる。杖の素材としては、アルミ、カーボンが一般的（ハイブリッドもある）で「グリップ」「アンダーグリップ」「ストラップ」「シャフト」「バスケット」「石突（杖先ゴム）」というパーツで構成されている。強度と共に軽量化も図られている現代のトレッキングポールでは、下山時に杖に全体重を掛けるような使い方は推奨されていない。これは杖が衝撃に耐えられず折れ、転倒の原因となるからである。また、下山時には杖を使わないこともあるため、鞄に入れられるよう、3つ折りになる物もある。

④ 古武術　杖術（じょうじゅつ）

杖術とは杖を武器として相手を攻撃、防御する古武術の1つであり、中国の棒術より発展した120cmの棒（杖）を使用する日本武道である。杖術にはいくつかの流派があり、その中でも夢想権之助勝吉が宮本武蔵との闘いに敗北しその後、創意工夫し完成されたものが神道夢想流杖術である。後に、神道夢想流杖術を基に一般の者には「全日本剣道連盟杖道」、警察関係では「警杖術」として普及している。

「警杖術」は警杖をあくまで武器としてではなく、護身用、警備用、警戒用としての用途で使用され発展してきた。杖道は、「人を殺さず、傷つけることなく、しかも己の身を全うする」ことを精神としている。また、基礎をしっかり身につければ、身体的年齢的なハンディが少ないため、護身術として現代でも広く普及している。

2. パラリンピックと杖

河合 純一
（日本パラリンピック委員会）

POINT パラリンピックの競技会場でも、日常生活をおくる上でも視覚障害者に白杖は欠かせない。
スキーではアウトリガーという器具が使用されるなど、競技によって特有の杖が使用されることもある。

　私は視覚障害のあるスイマーとして、1992年のバルセロナから2012年のロンドンまでの6回のパラリンピックに出場してきました。そして、東京2020パラリンピック大会には日本代表選手団の団長として参加しました。これらすべてのパラリンピック参加には常に白杖がありました。

　私のような視覚障害アスリートたちも、競技中はガイドやタッパー（視覚障害者の水泳で選手に壁が近づいたことを棒で合図する人）のサポートにより安全に競技することができますが、日常生活をおくる上で、安全確保として白杖が必要となります。

　杖をついた手の感触だけでなく、突いたときに地面と杖の先端（石突）との衝突時の音、その広がり、反響音などにより、自らの状況を把握することに活用しています。さらに地面だけでなく、壁や縁石、看板などに白杖が当たることにより、居場所を確認する情報源としています。また、杖は常に肩幅、2歩先を突きながら歩くだけでなく、2歩先の部分を地面を刷らせながら、歩くこともあります。そうすることで、下り階段などの段差の切れ目を確認することもできます。そう考えれば、白杖は安全確認だけでなく、情報収集のツールであり、他者に視覚障害者であることを視認いただくツールともなっています。

　杖を用いて、競技をするパラリンピックでの夏季実施競技は東京2020ではありませんでした。冬季競技のスキーではストックも杖の一種と呼べるのかもしれません。アウトリガーと呼ばれるストックの先端にスキー板の一部を取り付けたストックはパラリンピック特有の杖といえるでしょう。

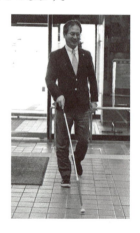 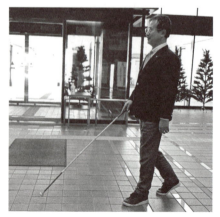

画像提供＝エックスワン

3. 舞台芸術における杖

久保 拓也，黒川 秀明，田中　徹，小江 康晴，山本 昂輝，内田 泰彦
（健康リハビリテーション内田病院）

> **POINT**
> 舞台芸術における杖はケガや視覚障害、特殊能力の表現など印象効果をもたせる役割をもつ。
> 映画やテレビドラマ、舞台芸術で実際にどう使用されているかを紹介する。

① 映画・テレビドラマの中の杖 (表1)

　映画やテレビドラマの中にはさまざまな用途や形で杖が存在する。例えば、登場人物が脚のけがや脳卒中などをきたした際に、歩行補助具として使用される杖がある。また、視覚障害（全盲、弱視）や聴覚・平衡機能に障害のある人が使用する白杖（white cane）という杖も近年、劇中や街中で目にすることが増えてきている。その他、高齢者など役作りによって使われる小道具としての杖、ファッションとしての杖、修験者や僧侶、検校など登場人物の職種・階級によって使われる杖などが存在している。

　一方、魔法使いや特別な力を有する者が持つ杖、王様や賢者の権力の象徴としての杖、杖罪・杖刑（律令法の五刑の1つ）で用いられる杖、はたまた護身術の武器として使われる仕込み杖もある。映画やドラマの世界では、医療用の歩行補助具としての役割だけではなく、歴史的背景や登場人物の立場・職業・社会との関係性なども含めて、さまざまな用途で登場人物を引き立たせる役割として、多様な形で杖が使用されている。

② 舞台芸術の中での杖の役割 (表2)

　舞台芸術とは、音楽、舞踊、演劇、歌舞伎、ミュージカル、能楽、狂言など舞台の空間上で行われる芸術を総称して呼ばれている。その中での杖の役割は、単に歩行補助具として人を支えるだけの役割ではなく、多種多様な使われ方をしている。

　例えば、能楽の世界では、多くの作品で杖が用いられ舞台の中で活用されている。代表例として『養老』『忠度』などに用いられる老人杖や『弱法師』や『蝉丸』などに用いられる盲目杖、『善知鳥（烏頭）』『藤戸』などの幽霊杖などがあげられる。

　また、狂言の世界では鬼杖、盲目杖、早打杖などがあげられ、歌舞伎の世界では、弁慶が持つ金剛杖などが代表である。別の杖の使われ方として、杖を振ることで魔法を使える魔法の杖などが知られている。また最近ではゲームから舞台になった『新作歌舞伎　ファイナルファンタジーX』の作品の中で霊を送り出す役割に杖が使用されている場面もみられる。このように、杖はただ単に老人やケガをしたものが突くというだけでなく、老齢や盲目であること（視覚障害）を表現したり、武器としての杖や時には魔法を使ったり、霊を送り出したりする用途として舞台表現に使われる。

表1 映画・テレビドラマにおける杖

作品/タイトル（制作年）	杖の場面
映画 『キッド』（1921年, 米国）、『黄金狂時代』（1925年, 米国）、『街の灯』（1931年, 米国）、『モダン・タイムス』（1936年, 米国）など	チャールズ・スペンサー・チャップリン（チャーリー・チャップリン）監督・脚本・主演の一連の映画の中で、山高帽に大きなドタ靴、ちょび髭にステッキという扮装のキャラクターにて登場しドタバタにペーソスを組み合わせた物語が描かれる。ステッキが印象的な役割を果たしている。
映画（1956年, 米国） 『十戒』	"旧約聖書"の"出（しゅつ）エジプト記"に登場するイスラエルの神から授かった杖として示される。モーゼの実兄アロンが元々持っていた杖で、モーゼが持つ事により霊力・魔力を持ち、エジプト脱出時に紅海を割り、道を作り、追ってきたエジプト軍を殲滅させた。また、砂漠で水を湧かせるなどの場面が印象的。中東を原産とするアーモンドの木が材料となっている。
映画（大映） 「座頭市物語」（1962年） 計26作品のシリーズ	凶状持ちで全盲の侠客である座頭の市が諸国を旅しながら、仕込み杖の刀を用いた驚異的な居合い術で、善良な市民の人々の側に立って悪人と対決するアクション時代劇。
映画（1989年, 米国） 『バック・トゥ・ザ・フューチャーPART2』	未来にタイムスリップしたときに敵役のビフ（トーマス・F・ウィルソン）が杖を突いている。若いビフと対比させるために、杖により老ビフを描いている。
テレビドラマ（1991年, TBS） 『松葉杖のラガーマン』	静岡県立清水南高等学校の実話を基にしたドラマ。ラグビー部の平井正樹（木村拓哉）が練習中に大けがをして四肢麻痺になってしまう。寝たきり状態から車椅子を拒否して、松葉杖で歩けるまでになり、念願の同志社大ラグビー部に入る過程を描いている。
映画（米国） 「セント・オブ・ウーマン/夢の香り」（1992年）	それまでは杖を片手に足元もおぼつかない歩きぶりであった主人公が、まるで別人のように、女性をリードしてタンゴを踊る場面が描かれ、杖の存在が強調される。
映画（2001年-2011年, 米国、英国） 『ハリーポッターシリーズ（全8作品）』	イギリスを舞台として描かれる物語で、主人公ハリーを含め、魔法使い達が小さな魔法の杖を使用する。これは、最強の魔法の杖と言われた「ニワトコの杖（宿命の杖）」でハーブでよく使われるエルダーフラワーの模木。エルダーフラワーはヨーロッパでは「万能薬」と呼ばれるほど民間療法の代表的なハーブでまさしく魔法の杖にふさわしい素材かもしれない。
映画（2004年, 東宝） 『ハウルの動く城』	魔女のソフィ（倍賞千恵子）にかかしのカブ（大泉洋）が拾ってきた杖（持ち手が鳥のような頭の形）を渡し、ハウルの城まで到着し、入室。カルシファーがハウルと勘違いしたことで魔女であるが入ることが出来た。この杖が通行証の役割も持っていて物語の重要な位置づけとなっている。
映画（2004年, 1リットルの涙上映委員会） 『1リットルの涙』	1980年代の愛知県豊橋市に住む少女が中学3年の時に難病の脊髄小脳変性症と告知される。その高校進学直前からの闘病記を映画化。寮生活を始めた木藤亜也（大西麻恵）の同室者やクラスメイトが移動手段の一つとしてロフストランド杖やT字杖を使用している。
映画（2007年, 東宝） 『西遊記』	孫悟空、猪八戒、沙悟浄を供にして旅する三蔵法師（深津絵里）が持っている杖。錫杖（しゃくじょう）と言い、頭部に大きな環といくつかの小環が付いている。遊行僧、僧、修験者が携帯する杖で18の法具（比丘十八物）の一つ。身を守ったり、自分自身の存在を知らせたり、経を読むときに調子を取ったりするのにも用いる。柄を地面に叩くことで「シャンシャン」と音がなる場面が印象的。ちなみに沙悟浄は武器として降魔の宝杖を持っていると原作には書かれている。
映画（2009年, 米国） 『カールじいさんの空飛ぶ家』	78歳のお爺さんカール（エドワード・アズナー）が4点杖を使っている。家の床などを傷つけないように杖先ゴムの部分にテニスボールを使用している。（現実世界では転倒の危険性から使われない方法。）敵役のチャールズ・F・マンツ（クリストファー・プラマー）もステッキを使用。
映画（2010年, 米国） 『トロン・レガシー』	1982年公開の映画『トロン』の続編。キャスターというデジタル生命体（デヴィッド・ボウイのような容姿）が、おしゃれな杖をギターのように振り回し踊り狂う場面が印象的。
映画（2010年, 東京テアトル） 『パートナーズ』	新米の准盲導犬訓練士・小山内剛（浅利陽介）と訓練犬チエが盲導犬を目指していく物語。訓練施設には視覚障害のある人々が白杖を使用している。
映画（米国） 「バトルシップ」（2012年）	グレゴリー・D・ガトソンが黒人の傷痍軍人ミック役で両下肢義足と杖を使用して登場する。杖を一本突くだけで、スタスタと驚くほど高性能の義足と杖を巧みに使いこなす。実はこの俳優は実際の両下肢義足の傷痍軍人。
映画（2013年, 米国） 『華麗なるギャツビー』	主人公のジェイ・ギャツビー（レオナルド・ディカプリオ）が白のスーツ姿で椅子に座っている。両腕を交差させ両脚を組み、ステッキ（杖）を持つ場面があり、スチール写真にも用いられている。
映画（2015年, フランス） 『92歳のパリジェンヌ』	リオネル・ジョスパン仏元首相の母ミレイユの尊厳死を綴った家族の人間模様の物語。92歳の元助産師マドレーヌ（マルト・ビラロンガ）がトボトボと歩く姿など、生活の中で杖を用いている。
映画（2018年, テレビ静岡） 『イーちゃんの白い杖』	生まれつき目の見えない姉のイーちゃん（小長谷唯織）は盲学校で白杖の使い方や点字を学び、視覚障害者として生きる基本を身に付けていく。

Special Topics　スポーツと舞台芸術における杖

表2　舞台芸術における杖

タイトル・概要	杖の場面
能「養老」（ようろう） 年代不明、作者：世阿弥	年老いた者にも力を与え、心身を癒やしてくれる、霊水の力。それは、孝行息子の行いに感応した神々からの、天の恩恵であった。美濃国本巣の郡の樵の老人が持っている杖。老人を表現している。
能「忠度」（ただのり） 年代不明、作者：世阿弥	藤原俊成卿に仕えていた人物が、俊成の死後に出家する。彼は西国行脚を思い立ち、春に従僧とともに都を出る。須磨の浦で、1本の桜の木（忠度の墓標）に花を手向け、祈る老人と出会う。その場面で老人を表現する杖が使われる。
能「弱法師」（よろぼし） 1960年作、作者：観世元雅	河内国高安に住む高安通俊（みちとし）は、他人の讒言（さんげん）を信じて、実子の俊徳丸（しゅんとくまる）を家から追い出してしまう。後悔した通俊は、春の天王寺で7時間の施行（施しにより善根を積出）を営んでいると、弱法師と呼ばれる盲目の若い乞食が現れる。実はこの弱法師は俊徳丸その人であり、この弱法師が持っているのが、盲目の杖。
能「蝉丸」（せみまる） 年代不明、作者不明（世阿弥作とも）	醍醐天皇は盲目の第4皇子、蝉丸を逢坂山に捨て、出家を命ずる。髪を落とし、古歌を引きながら、なじみのなかった蓑、笠、杖を手にする場面でみられる盲目の杖。
能「善知鳥／烏頭」（うとう） 年代不明、作者不明	諸国を巡る僧が、越中国（今の富山県）の立山で、一人の老人に出会う。実は、その老人は狩猟の亡霊で生前、善知鳥をはじめ、鳥獣を捕獲し、殺し続けた罪により、苦しんでいることを明らかにする。そして、地獄で化鳥に変じた善知鳥から、責め苦を与えられる様子を見せ、僧に助けてくれと訴えて、消え失せる。この中で幽霊が持っているのが幽霊杖。
ミュージカル「ライオンキング」 1997年7月、米国で初演され、日本では1998年12月より劇団四季によるロングラン公演中。	1994年のディズニーのアニメ映画を基にしたミュージカル。アフリカ・サバンナの広大な大地を舞台に若きライオンの王・シンバの成長を描く物語。その進行役となる"狂言回し"のラフィキ。年をとったヒヒの呪術師で、偉大なる王ムファサの統治するプライドランドのシャーマン的な存在が手に持つ杖。サバンナの自然な木で作られ、身長よりも長い。
新作歌舞伎「ファイナルファンタジーX」 企画：尾上菊之助、脚本：八津弘幸、演出：金谷かほり、尾上菊之助、出演：尾上菊之助、中村獅童、尾上松也　他 2023年3月〜4月	『ファイナルファンタジーX』のストーリーで、キーポイントの一つである「異界送り」。その儀式には、亡くなった人々の魂を鎮めるという役割があり、夕焼けの浜辺でユウナ（中村米吉）が初めて儀式を行うシーンは、『ファイナルファンタジーX』の中でも名シーンの一つに挙げられる。そのシーンに、ユウナが、大きく独特の形と色の杖を持っている。

転倒予防川柳と杖

武藤 芳照
(東京健康リハビリテーション総合研究所)

　日本転倒予防学会（2014年設立）が、その前身の転倒予防医学研究会（2004年設立）の時代の2011年から全国公募し、優れた作品を顕彰しているのが「転倒予防川柳」である。
　「5・7・5」という短い言葉ながら、ユーモアと機知、皮肉などを込めた川柳は、日本の誇る短詩型文学の一つであり、その言葉の力により、転倒予防に対する意識を高めようという取り組みである。幸い、2023年度からは、この川柳事業に厚生労働省が共催に加わっていただき、財務および実務的な支援・協力が得られるようになり、名実共に杖の役割りを果たしてくださっている。
　数多くの優秀作品（大賞、佳作、準佳作）の中で、杖に関する句も多くあり、広く転倒予防の教育・啓発に役立っている。

「離さない　昔は君で　今は杖」　　　　　（愛知県／井深靖久、2017年大賞）
「クラス会　終わって杖の　探し合い」　　（愛知県／ペンネーム・さごじょう、2019年大賞）
「意地を捨て　転ばぬ先の　杖を持つ」　　（東京都／酒井具視、2011年佳作）
「外出は　余裕を持って　杖持って」　　　（奈良県／脇本啓子、2011年佳作）
「杖持とう　説得までに　骨が折れ」　　　（兵庫県／ペンネーム・あまの雀、2012年佳作）
「母の日に　息子が杖を　そっと出し」　　（東京都／和智貞子、2014年佳作）
「孫なつき　足がふらつき　つえをつき」　（東京都／飯田輝貴、2014年佳作）
「マスクして　杖を忘れて　つまづいて」　（神奈川県／丸山朋夫、2020年佳作）
「つまづきを　支えてくれる　妻と杖」　　（石川県／ペンネーム・わたあめ、2023年佳作）
「日暮れには　スフィンクスも　杖持てと」（東京都／林　義隣、2012年準佳作）
「支え有り　杖と手すりと　人の情（じょう）」（埼玉県／中野弘樹、2012年準佳作）
「杖持たず　行けば帰りは　松葉杖」　　　（東京都／長峯雄平、2012年準佳作）
「杖出せば『いらん！』と払い　よろめいた」（福岡県／恵良正巳、2014年準佳作）
「転ぶたび　杖へ文句を　つける祖母」　　（東京都／本田しおん、2015年準佳作）
「人前は　杖つきやめて　転びかけ」　　　（北海道／稲荷正明、2015年準佳作）
「杖になる　言ったあなたの　杖となる」　（東京都／梶浦公靖、2015年準佳作）

索 引

●欧文

- BOS　18
- COG　18
- COP　20
- double knee action　17
- Frankel 分類　84
- Frenkel 体操　108
- GMFCS　98
- ICARS　108
- iNPH　111
- ISO 規格　11
- JIS 規格　11
- JTDB　118
- LP シャント　112
- rollators and walking tables　49
- SARA　108
- SG 基準　11
- TUG スコア　111
- T 字杖　8, 14, 97
- T 字杖 − 2 動作歩行　32
- T 字杖 − 3 動作歩行　31
- T 字杖などの合わせ方　26
- T 字杖の階段昇降　35
- T 字杖歩行　31
- walking frames　45
- walking trolleys　48
- WHO　23

●和文

あ

- アウトリガー　126
- 暗所での杖移動　37
- 石突　14, 125
- ウェアリングオフ　103, 104
- ウォーキングテーブル形　49, 50
- ウォーキング用ポール　10
- 運動失調　108
- 運動療法　70, 75
- 腋窩受け　14
- 円背　29, 60
- 円背がある場合の合わせ方　29
- オリエンテーション　38
- 折り畳み式杖　15

か

- 介助時や環境面での留意点　53
- 外側楔状足底版　65
- 下肢切断　78
- 下肢装具　116
- 下肢の負担軽減　51
- 下垂足　114
- 可動域制限　64
- 可動式多点状　9
- 感覚入力の補助　51
- 環境の調整　55
- 間歇性跛行　68
- 関節運動　17
- 関節リウマチ　73
- 義足　78, 80
- 教育　51
- 局所性脳損傷　118
- グリップ　14, 30
- 経口ステロイド薬使用者　74
- ケイデンス　16
- 鶏歩　115
- 交互式歩行器　47
- 交互式歩行器の歩き方　47
- 高次脳機能障害　119
- 骨粗鬆症　61, 74, 75
- 固定式歩行器　46
- 固定式歩行器の歩き方　46

さ

- サークル型歩行器　48
- サイトカイン　74
- サイドケイン　9, 28
- サルコペニア　75, 91
- 時間距離因子　16
- 支持基底面　11, 18
- 支持基底面の拡大　51
- ジスキネジア　104
- 肢体不自由児　96
- 自宅環境整備　60
- 指導　51
- シャフト　14
- シャント手術　112
- 杖術　125
- 自立支援　51
- シルバーカー　48, 62
- 人工股関節置換術　64, 74
- 身体重心　18

スキー	124
すくみ足	104, 106
ステロイド	74
ストック	124
ストレート杖	15
すべり症	68
スマート白杖	39
スラスト現象	65
スロートレーニング	94
スワンネック変形	76
脆弱性骨折	59, 74
世界医師会	23
世界保健機関	23
脊髄髄膜瘤	96
脊髄損傷	83
脊椎圧迫骨折	59, 60
脊椎アライメント	60, 69
足圧中心位置	20
足底筋膜炎	87

た

大腿骨近位部骨折	59, 61
大腿骨大転子	26
大腿骨転子部	59
大腿四頭筋	93
体調や使用の意思確認	55
多脚杖	9, 28
他者に対する象徴	51
タッパー	126
多点状	9
短下肢装具	116
単脚杖	8, 28
痛風性関節炎	87
杖使用時の留意点	55
杖使用による支持基底面の拡大	12
杖の安全基準	10
杖の価格	11
杖の各部の名称と特徴	14
杖の機能と効果	11
杖の選択	55
杖の突き方	31
杖の長さ・重さの合わせ方	26
杖の分類	8
杖の持ち方	30
杖の役割	51
杖歩行の運動生理学	22
杖歩行の解析	20
杖歩行の効果	20
杖歩行の生体力学	18
杖歩行の注意点の説明	55
杖歩行の動作分析	20

杖を持つ側	30
点字ブロック	42
転倒・転落アセスメントツール	120
転倒予防川柳	130
糖尿病	78
頭部外傷	118
特発性正常圧水頭症	111
登山	125
トレッキング	125
トレッキングポール	125

な

内反尖足	101
長さ調整式杖	15
二分脊椎	96
日本外傷データバンク	118
日本語版STRATIFY	119
日本点字図書館	43
脳血管疾患	100
脳性麻痺	96
脳卒中	100
ノルディック・ウォーキング	106, 125

は

パーキンソニズム	103
パーキンソン症候群	103
パーキンソン病	103
白杖	10, 38, 40, 126
白杖SOSシグナル	12
パラリンピック	126
ハンドグリップおよび前腕サポート付き（一体型）	49
ハンドグリップおよび前腕サポート付き（分離型）	49
ハンドグリップ付き	49
ハンマー趾	114
反力によるバランス保持	12
膝折れ	80
膝継手	79, 80
びまん性脳損傷	118
舞台芸術	127
不適切な杖の使用で高まる転倒リスク	53
プラットホームクラッチ	10, 28, 76
プラットホームクラッチの合わせ方	28
フレイル	91
ベッド・座位からの立ち上がり	36
変形性股関節症	63
変形性脊椎症	68
変形性膝関節症	63
ポール・ウォーキング	71, 125
歩行器	45, 98

歩行器の各部の名称	45
歩行車	49, 50
歩行障害	111
歩行における力学	16
歩行分析	16

ま

末梢神経障害	114
松葉杖	9, 14, 61, 97
松葉杖－2動作歩行	33
松葉杖－3動作歩行	33
松葉杖－4動作歩行	32
松葉杖－大振り歩行	34
松葉杖－小振り歩行	34
松葉杖の合わせ方	27
松葉杖の階段昇降	36
未来型の杖	12
持ち方と突き方	30
モビリティ	38

や

遊脚期	16
腰部脊柱管狭窄症	68

ら

立脚期	16
練習支援	51
ロフストランドクラッチ	10, 28, 97, 116
ロフストランドクラッチの合わせ方	28
ロレータ形	49

▶編者プロフィール

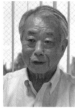

提供：戸部眞紀財団

武藤　芳照（Yoshiteru Mutoh）【編者代表】

[略歴]

1975年	名古屋大学医学部卒業	2012年	東京大学名誉教授
1980年	名古屋大学大学院医学研究科修了、東京厚生年金病院整形外科医長	2013年	日本大総合研究所所長
1993年	東京大学教育学部教授	2014年	日本体育大学保健医療学部教授、日本転倒予防学会理事長
1995年	東京大学大学院教授	2018年	一般社団法人東京健康リハビリテーション総合研究所代表理事、所長
2009年	東京大学大学院教育学研究科研究科長・教育学部長		
2011年	東京大学理事・副学長	2022年	日本転倒予防学会名誉会員

[専門]
医学博士。スポーツ医学、身体教育学など。

[主な著書]
『転倒予防医学百科』（編集・日本医事新報社　2008）、『認知症者の転倒予防とリスクマネジメント―病院・施設・在宅でのケア』（編著・日本医事新報社　2011）、『運動療法ガイド＜第5版＞』（監修・日本医事新報社　2012）、『転倒予防―転ばぬ先の杖と知恵』（岩波書店　2013）、『転倒予防白書2016』（編著・日本医事新報社　2016）、『多職種で取り組む転倒予防チームはこう作る！』（編著・新興医学出版社　2016）、『あの人も転んだ　この人も転んだ―転倒噺と予防川柳―』（三恵社　2021）、『スポーツ医学を志す君たちへ』（南江堂　2021）　ほか多数

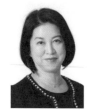

浅見　豊子（Toyoko Asami）

[略歴]

1984	福岡大学医学部卒業	2018	日本リハビリテーション医学会学会第55回学術集会会長
1988	佐賀医科大学大学院修了		日本義肢装具学会飯田賞本賞受賞
1994	米国（Kleinert Inst.）留学		
2002～	佐賀医科大学附属病院リハビリテーション科長	2019	内閣府男女共同参画局女性のチャレンジ賞受賞
2007～	同上診療教授	2020～	佐賀県女医会会長
2010～	同上先進総合機能回復センター副センター長	2024	日本転倒予防学会第11回学術集会学会長
2012～	日本義肢装具学会学会長・理事長（～2018）		藍綬褒章（女性活躍推進功績）受章　など

[専門]
医学博士。リハビリテーション医学、運動器疾患、リウマチ疾患、小児疾患など。リハビリテーション科専門医・指導医・認定医、整形外科専門医、リウマチ科専門医、義肢装具判定医、難病指定医、小児慢性特定疾病指定医など。

[主な著書]
『運動器リハビリテーション実践マニュアル；自助具と福祉機器（用具）』（編集・全日本病院出版会　2008）、『義肢装具学（第4版）；脳卒中片麻痺の装具』（編集・医学書院　2013）、『装具学（第4版）　総論・下肢装具』（編集・医歯薬出版　2016）、『日本臨床　最新臨床脳卒中学（第2版）　ロボット支援リハビリテーション』（日本臨牀社　2022）、『転倒予防白書2023』（共著・日本医事新報社　2023）、ほか多数

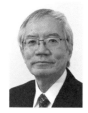

黒柳　律雄（Ritsuo Kuroyanagi）

[略歴]

1980年	金沢大学医学部卒業	1995年	東京厚生年金病院整形外科部長
1980年	豊橋市民病院研修医	2001年	東京厚生年金病院リハビリテーション科部長
1991年	東京厚生年金病院整形外科医長	2006年	よみうりランド慶友病院診療部長

[専門]
関節外科、リハビリテーション、転倒予防など。日本整形外科専門医、日本リハビリテーション学会専門医、日本転倒予防学会代議員。

[主な著書]
『腰痛のサイン・鈍重感を見逃すな！　最新メソッド　内田式骨盤徒手治療法のすべて』（共著・論創社　2019）

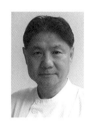

内田　泰彦 (Yasuhiko Uchida)

[略歴]
1983年　福岡大学医学部卒業
1991年　福岡大学筑紫病院消化器科助手
1997年　医療法人三愛　健康リハビリテーション内田病院院長

[専門]
医学博士。内科・消化器内科、スポーツ医学、腰痛治療。日本内科学会認定医、日本消化器内視鏡学会指導医、日本消化器病学会専門医、日本消化器がん検診学会認定医。公益財団法人日本スポーツ協会公認スポーツドクター、日本医師会健康スポーツ医、日本水泳連盟水泳ドクター会議副会長。日本転倒予防学会評議員、一般社団法人日本舞台医学会代議員、一般社団法人東京健康リハビリテーション総合研究所理事、スポーツコンプライアンス教育振興機構SCO、福岡ソフトバンクホークスチームドクター、九州学生アメリカンフットボール連盟理事。

[主な著書]
『腰痛のサイン・鈍重感を見逃すな！　最新メソッド　内田式骨盤徒手治療法のすべて』（共著・論創社　2019）、『転倒予防白書2023』（共著・日本医事新報社 2023）

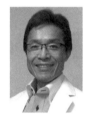

高杉　紳一郎 (Shin-ichiro Takasugi)

[略歴]
1983年　九州大学医学部卒業
1989年　九州大学大学院修了
1993年　東京大学教育学部特別研究生
1995年　九州大学医学部保健学科講師
1998年　九州大学医学部整形外科医局長
2010年　九州大学病院リハビリテーション部診療准教授
2015年　佐賀整肢学園こども発達医療センター副院長

[専門]
医学博士。日本リハビリテーション医学会専門医・認定臨床医・指導医、日本義肢装具学会専門医、
日本転倒予防学会代議員、日本運動器科学会評議員、日本健康支援学会評議員。

[主な著書]
『転倒予防白書2023』（共著・日本医事新報社 2023）、『多職種で取り組む転倒予防チームはこう作る!』（共著・新興医学出版社 2016）、『ヒトの運動機能と移動のための次世代技術開発』（共著・エヌ・ティー・エス 2014）、『神中整形外科学上巻 改訂23版』（共著・南山堂 2013）、『ロコモティブシンドローム』（共著・メディカルレビュー社 2012）、『スポーツ医学実践ナビ』（共著・日本医事新報社　2009）ほか

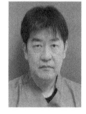

上内　哲男 (Tetsuo Kaminai)

[略歴]
1989年　信州大学医療技術短期大学部理学療法学科卒業
1992年　東京厚生年金病院理学療法士採用
2014年　東京新宿メディカルセンター主任理学療法士
2015年　東京山手メディカルセンター副理学療法士長
2018年　東京蒲田医療センター理学療法士長
2022年　相模野病院理学療法士長
2024年　東京新宿メディカルセンター理学療法士長

[専門]
理学療法士。高齢者の運動指導と住環境整備など。専門理学療法士（予防理学療法・運動器理学療法）、日本転倒予防学会理事。

[主な著書]
『転倒予防白書2023』（共著・日本医事新報社　2023）、『神経疾患患者の転倒予防マニュアル』（共著・新興医学出版社　2021）、『日本転倒予防学会認定　転倒予防指導士公式テキストQ&A』（共著・新興医学出版社　2017）、『多職種で取り組む転倒予防チームはこう作る！』（共著・新興医学出版社　2016）

▶ **画像提供（掲載順）**

株式会社シナノ、土屋産業株式会社、Patterson Medical Holdings, Inc.、ケイ・ホスピア株式会社、株式会社幸和製作所、プロト・ワン有限会社、日進医療器株式会社、フジホーム株式会社、マリン商事株式会社、フランスベッド株式会社、エックスワン

© 2024　　　　　　　　　　　　　　　　　第1版発行　2024年9月20日

転倒予防のプロが教える
正しい杖の使い方
―変形性膝関節症、リウマチ、
パーキンソン病、脳卒中、
フレイルなど―

定価はカバーに表示してあります

監　修　日本転倒予防学会
編　者　武　藤　芳　照
　　　　浅　見　豊　子
　　　　黒　柳　律　雄
　　　　内　田　泰　彦
　　　　高　杉　紳一郎
　　　　上　内　哲　男

検印省略

発行者　林　峰　子
発行所　株式会社 新興医学出版社
〒113-0033　東京都文京区本郷6丁目26番8号
電話　03(3816)2853　FAX　03(3816)2895

印刷　株式会社 藤美社　　ISBN978-4-88002-134-8　　郵便振替　00120-8-191625

・本書の複製権・翻訳権・上映権・譲渡権・公衆送信権（送信可能化権を含む）は株式会社新興医学出版社が保有します。
・本書を無断で複製する行為（コピー、スキャン、デジタルデータ化など）は、著作権法上での限られた例外（「私的使用のための複製」など）を除き禁じられています。研究活動、診療を含み業務上使用する目的で上記の行為を行うことは大学、病院、企業などにおける内部的な利用であっても、私的使用には該当せず、違法です。また、私的使用のためであっても、代行業者等の第三者に依頼して上記の行為を行うことは違法となります。
・JCOPY〈出版者著作権管理機構 委託出版物〉
本書の無断複製は著作権法上での例外を除き禁じられています。複製される場合は、そのつど事前に、出版者著作権管理機構（電話 03-5244-5088、FAX 03-5244-5089、e-mail：info@jcopy.or.jp）の許諾を得てください。